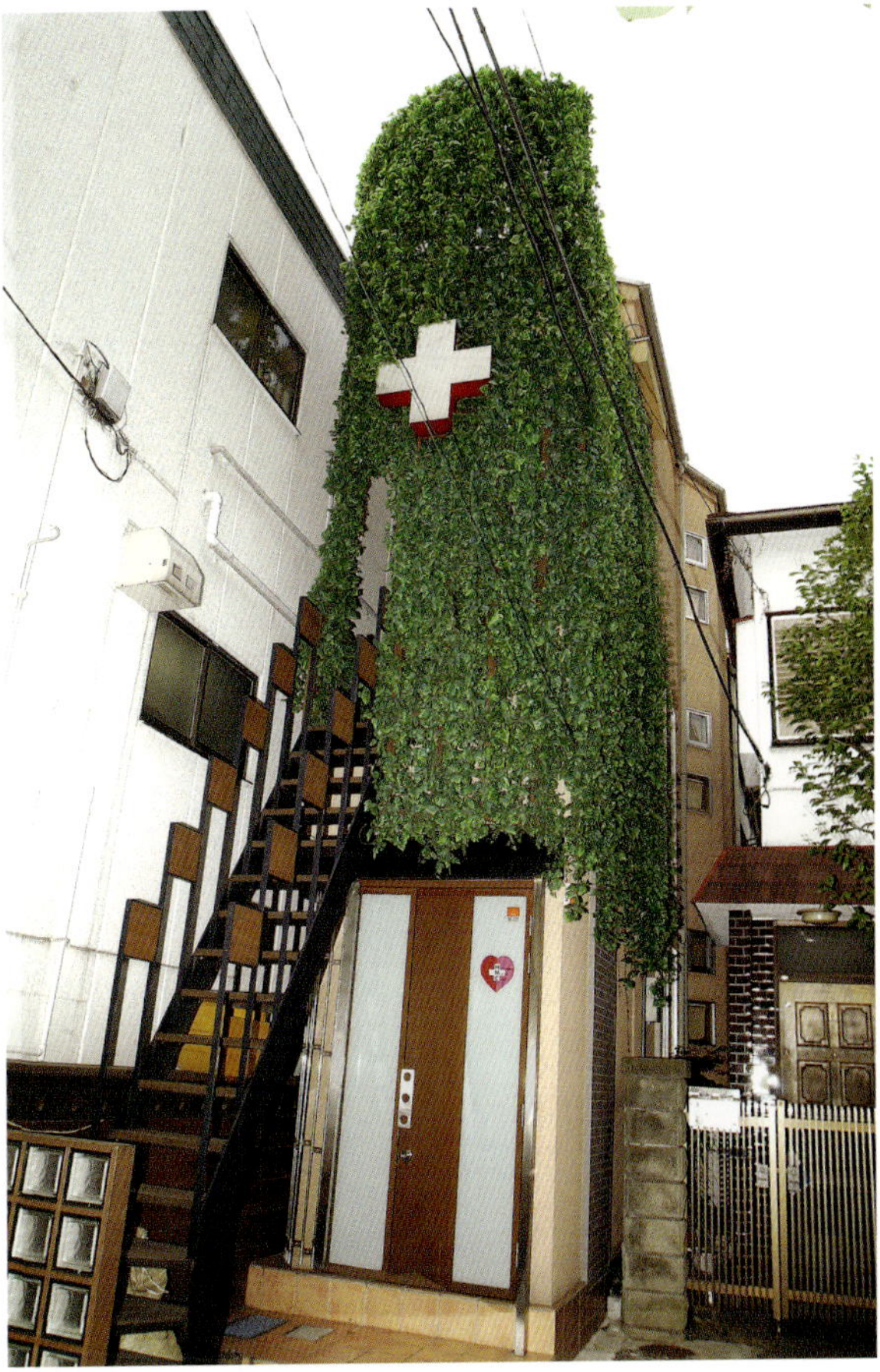

原宿メンタルクリニック
www.odm.co.jp/net/hmc

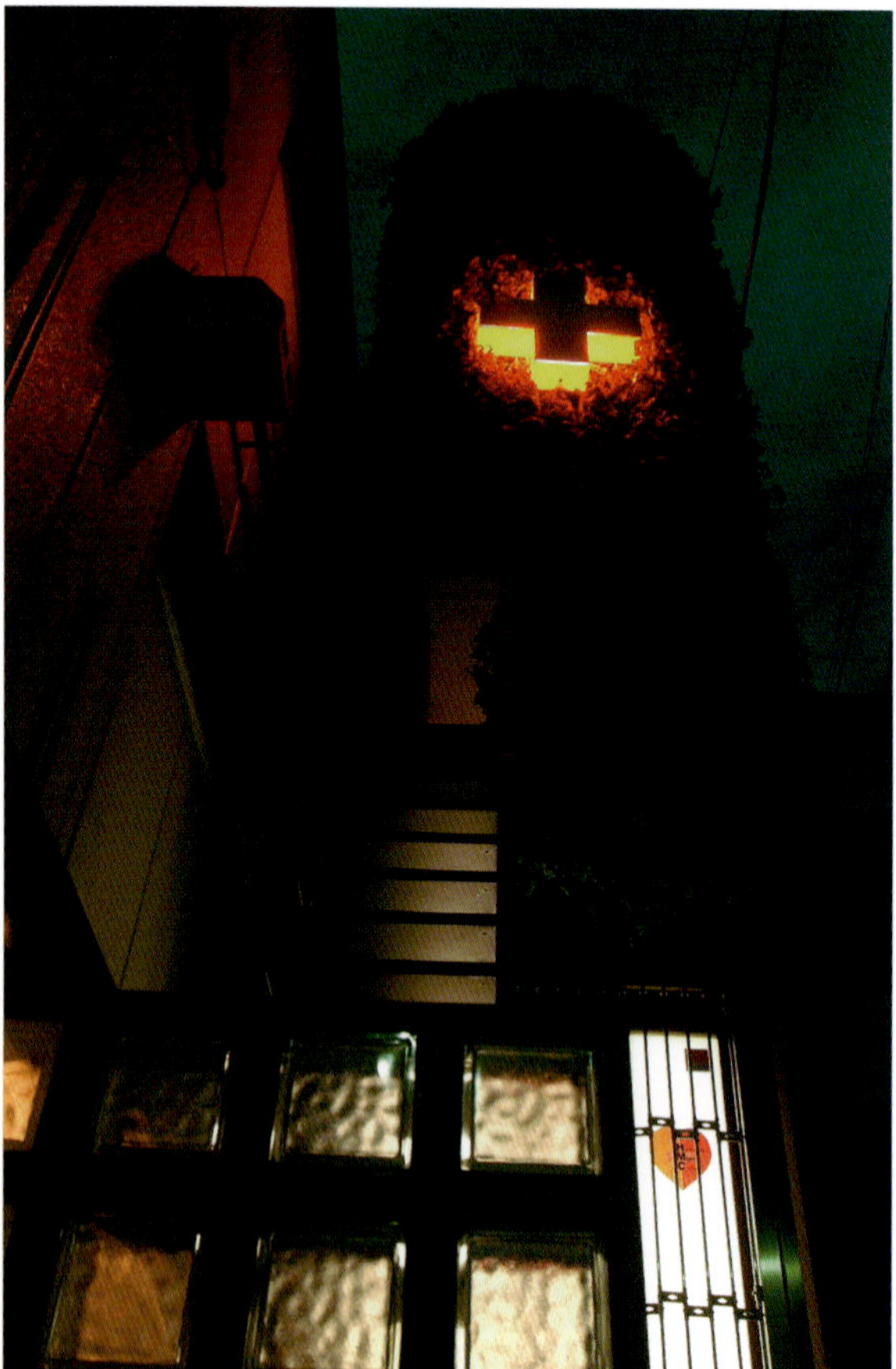

心の構造改革

桑崎 彰嗣・著

文芸社

目次

はじめに

世の中にはとても不幸な人がいます。しかし、不幸であっても、元気に生きている人は大勢いるのです。なぜ彼らはそれほど不幸な状況下で元気でいることができるのでしょうか？　その答えは彼らが「強靱な心の筋肉」の持ち主だからです。

人は誰でも《心の筋肉》というものを持っているのです。もちろん「筋肉」と言っても目に見えるものではありません。さまざまなストレスを無意識のうちにねじ伏せることのできる「力」の例えだと考えていただければよいでしょう。

太くて強靱な心の筋肉を持っている人ほど、強いストレスをねじ伏せることができます。心の筋肉は人間が成長する過程で遭遇する失敗、成功、恥、怒り、賞賛などさまざまな経験の繰り返しによって鍛えられ、強くなっていくのです。

心の筋肉は、特別のことがない限り誰でも普通に育っていきます。最初はそれほど太さに違いはありません。環境の違いによって次第に太さに違いが生じ、適度な負荷を克服してきた筋肉は、太く強くなっていくのです。辛い出来事が重なるなど、心の筋肉に一度に大きな負荷がかかると、逆に細く弱くなってしまいます。

心の筋肉が細くなると、些細《ささい》なストレスさえも押さえ込むことができなくなり、神経症など「心の病」を招きやすくなるのです。

同じような出来事に遭遇しても、個人個人ストレスの感じ方が異なるのは、心の筋肉の太さに違いがあるからです。ある一面ではとても心の強い人が別の面では非常にもろい面を露呈することもあります。これは心の筋肉がひとつではなく、一人の人間がさまざまな太さの心の筋肉を併せ持っているからです。心の筋肉の細い部分、それがその人の精神的弱点なのです。弱いところに過度なストレスを受け続けると、どんなに強い面を持つ人でも、心の病を招くことになってしまいます。つまり現代では、誰もが心を病む可能性を秘めているのです。

人間は、自然の中で本能のままに動いていれば、ストレスを感じることは少ないのです。つまり、自然と本能に戻っていけばいくほど人間はストレスを感じなくなるのです。電気がなかった時代、人は暗くなったら眠り、明るくなったら起きて活動するという自然のリズムに合わせた生活をしていました。しかし、複雑化した現代社会では、昼夜の区別さえも曖昧《あいまい》になってきています。心の歪みはそうした自然と乖離《かいり》した生活から生まれてくるのです。つまり心に歪みが生じた状態、これが心の筋肉が細くなった状態なのです。**現代社会の中では、ストレスをなくすのは難しいと言えます。そのため心の筋肉を鍛えて、ストレスをねじ伏せていくことが大切なのです。**ではどうすれば細く弱くなった心の筋肉を鍛えることができるのでしょうか?

腕や足の筋肉は運動をすれば鍛えられます。しかし、心の筋肉は運動では鍛えることはできません。弱くなってしまった**心の筋肉を強くするには、特別なトレーニングが必要となります。トレーニングマシンの役割を果たすのが、神経科で処方している「薬」なのです。患者の心の筋肉の状態を調べ、最もふさわしい負荷を持ったトレーニングマシンを選ぶのが精神科医の仕事と言えるでしょう。**

しかし残念なことに、神経科の薬に対する偏見は非常に根強いと言えます。薬の安全性や効能を確かめもせずに、薬と聞いただけで拒絶反応を示す人がほとんどです。

風邪で病院へ行き、処方された薬を拒む人はいません。怪我をして病院へ行き、傷薬を塗ることを拒む人もいません。それなのになぜか神経科で処方される薬だけが拒まれてしまうのです。

神経科で処方される薬も、風邪薬や傷薬とまったく同じ意味合いで処方されているのです。弱っているところや傷ついているところを治療するために、最も有効である薬が処方されているということに何ら違いはないのです。

本書では、神経科で処方される薬に対する誤解を解消し、心の病に対する投薬治療の安全性と有効性について、わかりやすく述べていきます。また、「良い専門医療機関」の選び方についても述べていくつもりです。信頼できる医師の処方に基づく薬なら、何も心配する必要はありません。

心の病を克服するのに、「気力」を振り絞る必要はないのです。「根性論」のような前時代的考え方とはもうそろそろ決別した方がよいのです。心の病は、適切な「薬」を用いることによって、痛みをともなわずに、治療することができるということを、本書を通じて一人でも多くの方に知っていただければ幸いです。

第一章　21世紀は心の時代——現代社会と心の病

▼体調不良の四割は精神科で治る▲

皆さんは、胃の痛みや頭痛など体に不調を感じた時どうしているだろう。ほとんどの人は、病院に行き内科の診察を受けるのではないだろうか。しかし、医師の診察を受け、薬を処方してもらっているのになかなか良くならないということがあれば、一度「精神科」の診察を受けられることをおすすめしたい。

何度も外来に来て高い医療費を支払っているのに一向に良くならない、挙げ句の果てに、他の科に回されるというような人は精神科の治療を受けることで改善する可能性が高い。現在、**病院の外来を訪れている人のうちの約40％は、精神科の治療だけで完治するといわれている**。

もちろんすべての病気の原因が心にあるわけではない。残りの約60％は、単なる内臓疾患など身体的原因による病気で、症状に応じた薬を服用したり、直接患部の治療をすることによって改善する。しかし、全体の40％というのは、決して少ない数字ではない。精神科なんて自分には関係ないとは、もう言っていられないというのが現実なのである。

人間の身体は、すべて心でコントロールされている。体調を崩した原因が心にあるケースは非常に多い。体に症状が現れている場合でも、心に問題を抱えているのならそれを解決してから、身体を整えた方が治るケースは多い。逆の言い方をすれば、根底に心の問題があるとしたら、それが解決しない限り、完治しないと言える。

ストレスに対し肉体の弱い部分が反応して起きる病気は多い。例えば、嫌なことがあると胃が痛くなるとか、嫌いな人と我慢しながら一緒にいると頭が痛くなるというようなものである。人間は内臓がいつもベストな状態であることは少ないので、弱いところがあればそこに反応してしまう。たまたま胃が弱っていて消化不良を起こしている時に、精神的ストレスがかかるとさらに胃が悪くなる。このような場合、心の問題を解決すれば簡単に治る。ところが、多くの人は心の問題を無視して、結果として現れた臓器の症状の方だけを治そうとする。しかし、その薬は心を治すのではなく症状を治すためのものなので、一時的には症状が改善されるかもしれないが、長期的に見ると効果は少ない。心の問題を未解決のままにしておくと、また同じ症状が起こってしまうからだ。

こうした**心に原因のある疾患の特徴は**、**一度はまってしまうと**、**ストレスがかかる度に同じような症状を繰り返し慢性化しやすい**。つまり、癖になってしまうのである。何かがある度にいつも胃が痛くなったり、頭が痛くなったりするという人は特にその可能性が高い。

▼自律神経失調症という病名にひそむ罠――心と(身)体は影響しあっている▲

日本人は目に見えないものに対して、すべて根性論で片づけようとする傾向が強い。心因性の病気だと言おうものなら、「気合いが入ってないからだ」「根性で治せ」と言われてしまう。しかし、精神科医の立場から見れば、心因性の病気にもきちんとした理由がある。

心因性の病気、つまり人間の意志の力ではコントロールすることのできない自律神経の問題というのは、ストレスなど心の問題が自律神経に影響を与えていることが原因となって生じる病である。例えば肩が凝るという症状が現れた場合、肩凝りの起こる直接原因は血液循環が悪いことにあるが、血液循環が悪いということは、血管が収縮して、血のめぐりが悪いことを意味する。これが運動した結果として肩が凝ったということであれば、揉みほぐせばすぐに元に戻り、血行が良くなり症状は改善する。しかし、心に原因があって生じたものなら、いくら身体を治してもすぐにまた血行が悪くなり、再び肩が凝ってしまう。

というのも、血管の収縮をコントロールしている自律神経のバランスがストレスによって崩れてしまっているからだ。自律神経には交感神経と副交感神経の二つがあり、そのバランスによって血液循環などがスムーズに行われるようになっている。しかし、心にストレスなどの問題を抱えていると、この自律神経のバランスが崩れ、交感神経優位となり血管が必要以上に収縮してしまい、血液循環が悪くなってしまうのである。

このような状態では針治療やマッサージ、整体などいろいろなことをして患部の凝りをほぐしても一時的なもので、またすぐに肩は凝ってしまう。

治療の効果が一向に上がらず、病気が慢性化して、いろいろな病院で診察を受けるうちに「身体には何も原因はない。心の問題である」とわかってきて、そこでやっと心の治療をし始める。**今まで何年間も通院していたのに治らなかったものが、精神科の治療を受け始めたら、たった一週間で治ってしまうということが実は結構多いのである。**

最初に内科を受診した場合、原因がはっきりしないと「自律神経失調症」という病名を告げられることがある。皆さんもこうした病名を耳にした経験があるだろう。しかし、医学的には「自律神経失調症」という病気は非常に少ないのである。

日本の保険制度では、病名がついていないと処方箋が書けない。そのため、薬を処方するためには、どうしても病名が必要となる。そこで原因のよくわからない病気に対しては、保険の必要上、自律神経失調症としてしまうのだ。内科では心因的な病気の専門的診断は難しい。自律神経失調症と名前を付けて症状に対する薬を処方して済ませてしまっていることが多い。

内科では自律神経失調症という病名を一般的に使うが、本当の意味での自律神経失調症はごく少数である。

内科医は精神科医に比べて神経症についての専門的知識に精通していないためとりあえず保険病名として、「自律神経失調症」という診断名をつけることになる。内科での診断名に自律神経失調症と記されることが多くなり、医師から「あなたは自律神経失調症です」と言われると、何かわかったような気がして納得してしまう。

自律神経失調症になりたがる人は多い。なぜなら、自律神経失調症以外の精神科的病名がつくと「自分は精神的におかしいのではないか」と思ってしまうからである。自律神経失調症なら一般的によく聞く病名なので、安心して病名を受け入れることができるからだ。

肉体的疾患の症状が気の持ちようで変わってくるとか、本当は体はすごく疲れているはずなのに、楽しいことがあると体調まで良くなるとか、心の状態によって肉体が変化することは、決して珍しいことではない。

これは心という出発点が良くなると、自律神経も自然と良い方向に向くからで、**たとえその時肉体のバランスが崩れていたとしても、心が良い状態になれば身体は自然とバランスを保てるようになるのである。**自分の意志ではどうにもならないところで神経が働いてしまう、意志ではコントロールできないものが自律神経の特徴だが、これは悪いことばかりではない。**心の状態によっては、無意識のうちに肉体を整える方向に働こうとすることもあるからである。自律神経とはもともと、そういうものなのだ。**

例えば胃潰瘍《かいよう》の場合、潰瘍ができているのは現実である。しかし、そうなってしまったのには何かの要因が必ず存在している。精神的ストレスにより自律神経がアンバランスになり、胃酸が多く出た結果として胃壁が削れ、胃潰瘍になってしまうケースが多い。

胃潰瘍とは別に十二指腸潰瘍という病気もあるが、これは胃潰瘍以上に精神的なものが原因で発病する可能性が高いと言われている。胃潰瘍の場合は、心の問題の他に物理的な要因で発病するケースも多く考えられるが、十二指腸潰瘍の場合は、心の問題が原因となっている場合が多い。十二指腸潰瘍の方が胃潰瘍より慢性化するケースが多いのも、そのためである。

▼心の病はどんなものでも必ず良くなる▲

心の病に対する偏見が、精神科の敷居を高いものにしてしまっているが、そうした偏見のなかでは、一度心の病気にかかると二度と治らないものだという思いこみが生まれる。しかし、これは大きな誤解で、心の病は他の病気と比べても悲劇的な結末を迎えるものは、実は圧倒的に少ない。

以前、私も末期ガンの患者のカウンセリングを依頼されたことがあったが、もう治療によって完治する希望がなく、過去の楽しかった思い出話などをして、病から気持ちをそらせるようなことしかできず、やりきれない思いを抱いたことがあった。そうした重篤な病に比べれば、心の病というのは、治療で完治する可能性のとても高い病気なのである。

精神科というと世間一般では非常に暗いイメージで語られることが多いが、実際には治る病気ばかりなのだ。最終的には「元に戻る」だけなので、自覚して早めに治療さえすれば、何も恐れることはない。

心の病のなかで一番重いものだといわれているのは「精神分裂病」だが、その精神分裂病でさえ、早期に発見し治療していくことで病気そのものを完全にコントロールすることができる。発症前の段階で発見することができれば、病名にも「精神分裂病」とはつかず、少量の薬によって普通の社会生活を営むことが充分にできる。

最近、問題になったハンセン病も本当はそれほど怖い病気ではない。早い段階で治療することができれば、肉体の一部が欠けたり、変形するような悲劇的なことにはならないで済むのだ。しかし、どうしてもその病気の最終的結果で病気そのものを判断するという傾向があるために、ハンセン病は完全隔離という非人道的な処置が長い間とられてしまった。

早い段階でよい薬が開発されていたにもかかわらず、これほど長い間、彼らが悲劇的な環境に置かれてしまったというのは、やはり病気に対する偏見のせいである。そしてこれと同じ偏見が心の病に対しても根強くある。確かに精神分裂病は、何も治療をせずに放っておけば、最終的には自分では何もできない無為自閉な状態になってしまう。過去においては、この病気を治療する薬がなかったために発病すると座敷牢に入れられたり、精神病院に長期入院させるしかなかった。現在の高齢者は、そういう悲劇的な結果を見てきているので、とんでもない病気だと思われているのだが、現在ではそのような状態に至らないようにする治療方法が確立されており、もはや恐ろしい病気ではないのである。

▼心の健康診断を受けよう▲

肉体の健康診断は企業や学校などでは毎年のように行われているが、心に対するケアは、日本ではほとんどなされていないというのが実状である。心の病も肉体の病気同様、早期発見・早期治療が重要であることは言うまでもない。少しでもおかしいな、**いつもと違うな、と思うことがあれば、健康診断のつもりで精神科のカウンセリングを受けていただきたい。**

精神科に行くことに抵抗を感じる人はまだまだ多いと思うが、一度専門医の診察を受けていれば、いざ何かあった時に、すぐ相談することができるというメリットがある。そして、それを社会のステータスにしてしまったのが、現在のアメリカの姿である。

アメリカ社会には「アメリカン・ドリーム」と言われるように夢も希望もあるが、その反面で挫折の危険も数多く潜んでいる。一気に上りつめたと思ったら、一気に落ちる。それがアメリカの現実である。

これは文明社会においては最先端のものである。しかし、人間があるべき自然の状態から最も離れた状態であり、心にストレスがかかりやすい。では、そんな中でどうやって心の病を防げばいいのか。アメリカの答えは、非常に合理的な判断だと思うが、「専門家に任せた方がいい」ということであった。日本の根性論とはまったく別の合理的な考え方である。

アメリカの大企業には、専門の精神科医やカウンセラーというのが必ず常駐している。日本でも皆無ではないが、ほとんどの企業はまだそこまで至っていない。

アメリカ企業が専門の精神科医を常駐した理由は、能力のある社員にはカウンセラーなどの専門家をつけて経費をかけてでも、治療してよい仕事をさせた方が企業の利益に繋がると判断したからである。

これに対し現在の日本では、心身ともに健康な社員だけを使うことを考えている。だが実際にはそううまくはいかない。健康な人でもストレスの多いなかで過酷な仕事を続けていれば、心の病にかかる可能性は高くなるからだ。

日本でアメリカのような精神医療が定着しない理由に、日本人が合理的に物事を考えることが苦手だということが要因のひとつとして挙げられる。日本には、精神的弱さを否定的にとらえる傾向が根強くあるが、アメリカなどキリスト教世界では、人間は弱いものだというところからスタートしている。日本人は根底に仏教思想を持っているので、自己を鍛え精神的に強くなることを良しとする傾向がある。これは悪いことではないのだが、裏を返せば精神的弱者を劣等視する危険性に繋がる。

さらに、形のないものにお金を払いたがらないという日本人の国民性もこの傾向を強めている。

しかし、すでに社会変化も著しく、これまでの物を作り、それを販売することで経済が動く産業の時代から、目に見えない情報が経済を動かす時代になりつつある。日本人もそろそろ古い根性論を捨て、ストレス社会を生き抜くための合理的な方法論を身につけていかなければならないターニングポイントにきているのかもしれない。

▼ストレスは敵か？▲

心の病を語る時、ストレスは常に悪者扱いされているが、実はある程度のストレスは人間にとって必要なものである。緊張がよい方向に働くこともあるからだ。適度な緊張は人を健康にする。忙しくてもやりがいのある仕事をしていると、風邪などの病気にかかりにくいという経験は誰にでもあるだろう。風邪で倒れるのは、大抵の場合、忙しさのピークが過ぎてホッと一息ついたような時が多い。

これはあくまでもストレスが適度な緊張として受け取られている場合のことであって、ストレスがその人の限度を超えてしまうと自律神経のバランスは崩れてしまう。つまり、ストレスが適度であれば、自律神経は働きやすくなり、身体のバランスを取ろうとするが、ストレスが限度を超えると身体に悪影響を及ぼすということである。

日々、人間は思考や活動自体が、いろいろな意味で自律神経に左右されている。だからこそ、心の負荷(ストレス)も社会が複雑になるにつれ大きくなる傾向にある。しかし、それが身体に影響を及ぼすかどうかは個人差もあり、現れ方にも緩急があるなど、非常に複雑な問題である。

▼心にも筋肉がある▲

同じような環境にあっても、過度のストレスで倒れてしまう人もいれば、元気に仕事を続けられる人もいる。ストレスがどこからその人にとって過度のものとなるのか、そのボーダーラインが人によって違うからである。こうしたストレスに対する抵抗力を私は「心の筋肉」と称している。

例えば、毎日バーベルで筋肉を鍛えている人と、まったく運動をしていない人では、同じ荷物を持たされた時に感じる負荷に違いが生じる。心の筋肉の場合は、この荷物の負荷がストレスだと考えていただければわかりやすいだろう。

つまり**人は皆、心の筋肉を持っていて、過度なストレスをねじ伏せながら生活している。**つらい悲しいことをたくさん経験し、乗り越えてきた人の心の筋肉は、鍛えられているので、傍目には重いストレスに見えても、本人にはあまりストレスと感じていないこともある。その反面、大したことがない軽いストレスに見えても、本人にとっては絶えられないものに感じられている場合もある。

このように、**心の筋肉の太さは人によってかなりの違いがある。**肉体的にマッチョな人やヤワな人間がいるように、心の筋肉にも個人差がある。打たれ強い人は心の筋肉が太く、些細なことでも気にする人は心の筋肉が細いのである。自分の心の筋肉の状態を知りたいと思うなら、ストレス度チェックなどで調べてみるといいかもしれない。

心の筋肉が細い人はいるが、心の筋肉をまったく持っていないという人はいない。**すべての人が心の筋肉を持っているのである。心の筋肉の太さは、その人の人生体験によって大きく違ってくる。**そういう意味で、筋力差ができる最大の要因は育ってきた環境と言えるだろう。

このことは、体育会系の人をイメージするとわかりやすい。体育会系のクラブ活動で我慢することを日常的に経験している人は、少しくらい嫌なことがあっても耐えることができる。しかし文化系のクラブ活動しか経験したことがなく、我慢する経験を積んでいない人は些細なことにも過度なストレス感じてしまう。このように心の筋肉は、日々の肉体の成長とは別に、成長しているのである。

心の筋肉の太さは、年齢や性別による格差はなく、子どもでも大人でも、心の筋肉が太い人もいれば細い人もいる。最近では小学生でも神経性の胃潰瘍になることもある。

この心の筋肉というのは、年齢や体力に関係なく、治療によって必ず太くすることができる。心の筋肉が細い人や太くなりにくい人はいても、絶対に太くならない人というのは存在しない。

▼立ち直りの早い人は心の切り替えがうまい▲

嫌なことがあって落ち込むというのは誰にでもあることだが、そこから立ち直る早さには個人差がある。翌日にはケロッとしているような立ち直りの早い人もいれば、いつまでも引きずってしまう人もいる。立ち直りの早い人というのは、心の切り替えがうまい人と言えるだろう。

立ち直りの早い人は心の筋肉が太い人なのではないかと考えられがちだが、実は立ち直りの早さと心の筋肉の太さは別である。

立ち直りの早い人、つまりストレスとわかっていながら、それを自分の経験として前向きに生かそうと思える人というのは、ストレスを上手にコントロールできる賢い人なのである。ストレスをプラスに転換できるというのは、簡単にスイッチの切り替えができるということなので、これはストレス対処の仕方を頭の中で整理できるかどうかという問題であって、心の筋肉の太さとは別問題である。

立ち直りの早い人でも、心の筋肉が細い人はいる。**最初にストレスがかかった時に、それをねじ伏せることができるかどうか、というのが心の筋肉の力である。**別の言い方をすれば、**心の筋肉とは、自律神経を正常に保とうとする力、ストレスがかかった時にそれをねじ伏せる力のことである。**同じストレスがかかっても、ある人はそれを重いと感じるのに、ある人にとっては負荷と感じられない。負荷を感じない人というのは、心の筋肉が太く強いので、ストレスを感じる前にねじ伏せてしまっているのだ。

心の筋肉には個人差があるが、同じ人であっても、ある種のストレスに対しては強いが、別のストレスには弱いというように、ストレスの種類についても筋力に差がみられる。肉体に例えるなら、脚力は強いが、腕力は弱いというようなことである。心の筋肉はとても複雑で、ひとつのパターンではとても語ることはできない。

心の筋肉といってもそれは単体ではなく、何本もの筋肉が複合的になっていると考えた方が良いだろう。そのため、ある方面のストレスには耐えられるが、違う方面のストレスにはまったく耐えられないということもある。

心のウイークポイントは、人それぞれ違いがある。そのため、ある場面では強靱な心の筋肉を見せた人でも、心の筋肉の弱いところをつかれてしまうと、簡単に自律神経のバランスを崩してしまう。そうなるとある程度の太さを持っていた他の筋肉にも影響が出てしまう。**心の筋肉は複合的な構造でそれぞれが連動しているため、そのうちのひとつに大き**

な負荷がかかると、他の筋肉まで耐えられなくなってしまうのだ。

▼心の筋肉の鍛え方――行動療法▲

日常生活の中で心の筋肉を鍛えるには、我慢をすることが重要なカギとなる。嫌な思いをしても、その経験から何らかの知恵を学ぼうと、前向きな我慢を重ねることで、心の筋肉は鍛えられていく。

知恵と知識を混同している人が多いが、「知恵」とは、ただ単に頭でわかる「知識」ではなく、体験してはじめて身につくものである。その意味で、体験はとても大事である。ある程度の我慢を体験したうえで行動すると、それまでを1のストレスにしか耐えられなかったとした場合、5程度のストレスまで耐えられるようになる。例えば上司にいじわるな人がいて、それをストレスと感じていたとする。これは常に5のストレスがかかっている状態が続くのだが、我慢をしていくことで次第に知恵が身につき、そうした対人関係のストレスに耐えられるようになっていく。その後、会社が変わり、そこでのストレスを3と仮定すると、前の会社で5のストレスを経験してきているため、3のストレスをねじ伏せることができる。つまり、心の筋肉が我慢していた分だけ太くなっているということである。

このように**ある程度のストレスを我慢し続けていると、知らず知らずの間に心の筋肉は鍛えられていく。しかし、現代のように情報や物が氾濫した社会では、我慢することは想像以上に難しい**。

また一言で我慢といっても、したほうがいい我慢と、してはいけない我慢というのがある。無理が過ぎると、心の筋肉が鍛えられる前に心の病になってしまうからだ。

しかし、今はしたほうがいい我慢もできない人がほとんどである。なぜなら、情報があふれているために欲望に限りがないからである。現代のような情報社会では、自分が社会の中でどの位置にいるのかすぐにわかってしまう。そうなると、どうしても今以上のものを求めるようになる。そして、我慢ができなくなるというわけである。

このように、日常生活の中で心の筋肉を鍛えるには、日々の行動の中で適度な我慢を積み重ねていくことが望ましいのだが、現在の社会環境ではそうしたことができにくくなっている。

病気になる以前に、自分の心の筋肉をある程度太くするためのトレーニング方法を、行動療法という。これは、さまざまな行動をしていく過程で、自然と知恵が身につくという基本的な心の成長過程を意識して行う療法である。しかし、**現在の社会状況は、行動療法を行うのに適さなくなってきてしまっている。**

▼薬が心の筋肉を鍛える――投薬療法▲

そこで、**行動療法より確実で、しかも安全に心の筋肉を鍛えられる療法として考えられるのが、投薬療法である。**

なぜ投薬療法で心の筋肉を鍛えられるのかというと、心の筋肉の太さが神経の伝達物質の伝達速度と深く関わっている。

人間の身体が受けた刺激は身体中に張り巡らされた神経を通じて脳に伝えられ、さまざまな感覚として認識される。この神経と神経の間で情報を伝達する物質を神経伝達物質という。神経伝達物質は一種類ではなく、アセチルコリン、モノアミン、セロトニンなど数種類の物質があることが確認されている。

これらの神経伝達物質が情報を正しく伝達するには適正な速度というものがある。これは、車の運転の例を挙げて考えるとわかりやすいだろう。適正速度の40キロで走行している車は、安全で快適なドライブを楽しむことができる。つまり、伝達物質が適正速度で流れている状態というのは、車が40キロという適正速度で走っているということである。**人間は、神経伝達物質が適正速度で流れていれば、物事を正常に考えることができる。**

ところが、この神経伝達物質の速度が速くなったり遅くなってしまうことがある。適正速度より少し速くなってしまった状態が「神経症」、逆に少し遅くなってしまったものが「うつ状態」といえる。

適正速度40キロのところを、時速50キロや30キロで走ったのでは、正常に物事を判断することはできにくくなる。こうした時に、伝達物質の速度を調整する働きを持つ薬を処方するのである。

神経伝達物質の速度は、外的な要因、例えば覚醒剤やアルコールによっても、心の病にかかった時と同じような変化を見せることがある。脳細胞の老化が進んだ場合も、脳の機能が低下し、神経の伝達物質の速度が変わってしまうことがある。お年寄りでたまに「誰かが私のものを盗んだ」などと被害妄想になってしまっている人がいるが、これは神経伝達物質の速度をコントロールできなくなった極端な例である。

心の病はどうしても肉体とは切り離されて考えられる傾向があるが、実際には身体のレベルでも問題が起こっているのである。したがって、**身体の中で生じている問題**（**神経伝達物質の異常**）**を薬で整えることによって、心の問題を解決することはある程度可能な段階にきている。**

▼無意識ポケットとトラウマ▲

最近、「トラウマ」という言葉がよく使われているが、これは成長過程で一般的とは異なる状況があった場合や、普通の人が経験しないことに遭遇した時などに形成される心の傷という意味で一般的に用いられている。

しかし、これだけではなぜトラウマが人間の精神状態に影響を及ぼすのかわかりにくいため、私は「無意識ポケット」という考え方を用いて説明している。

人間の意識には、自分ではっきりと認識している現意識、記憶の領域に残っている前意識、そして自分では認識していない無意識の世界がある。無意識はポケットのような構造をしていて、いろいろなものを入れることができる。例えば、今、話をしている内容を把握しているのは、現意識にあり、昨日の食事の献立を覚えているのは、前意識にあるから

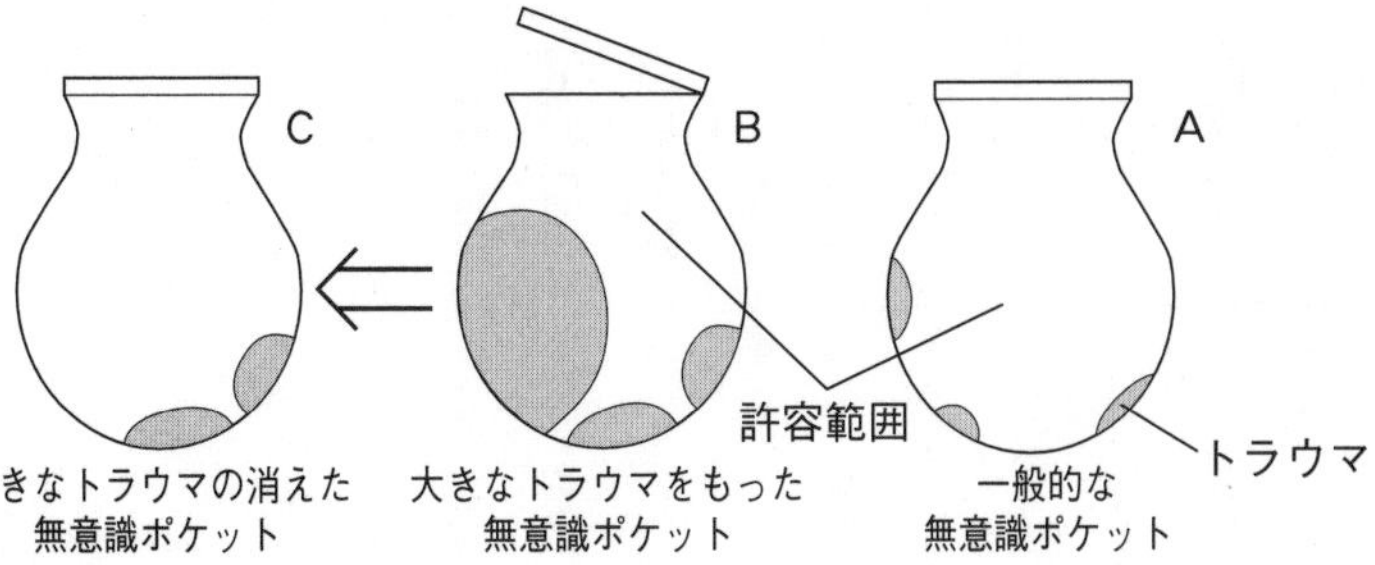

である。そして、「一昨日、何か嫌なことがあったのだが、はっきりと思い出せない」というのが無意識の世界なのである。

人は思い出したくないような嫌なことがあると、無意識ポケットの中に入れることで処理をするようになっている（図A）。この無意識ポケットには蓋があり、普段は閉まっているのだが、ときどき蓋が開いて、中身を風化させていく。

無意識の世界とはいえ、**このポケットは無尽蔵ではなく許容範囲がある。トラウマというのは、この無意識ポケットの中にベタッと張り付いてしまって風化しにくくなっているものと考えるといいだろう**（図B）。トラウマが無意識ポケットの中にべったり張り付いてしまうと、ポケットの容量が普通の人よりも減ってしまうために、蓋が開きやすくなってしまう。風化できる状態になっていない時点で蓋が開いてしまうと、思い出したくないことを思い出し、苦しくなってしまう。

また、蓋が開きやすくなるほどポケットの中にトラウマがいっぱい詰まっていると、嫌なことに直面した時に、無意識ポケットに入れたくても入らなくなる。

したがって、トラウマがあまりにも大きすぎる場合には、トラウマを外さないといけなくなる。ではどうやって外すかというと、無意識の世界に働きかける催眠療法などで本人の前意識の領域に入るよう思い出させ「こういうトラウマがある」と気づかせるのである。

なぜ催眠療法で無意識にアクセスできるのかというと、人は半覚醒状態の時に無意識の世界が前面にでてくるからである。よくお酒を飲んではくだを巻いている人がいるが、これは無意識が表面化してきているため、無意識ポケットから少しずつ嫌なことを発散している。酔いが醒めれば、現意識に戻るので、本人はくだを巻いていたことを覚えていない。眠っている時に見る夢の世界も、寝ぼけて半覚醒の状態にある時も同じと考えられる。朝、目が覚めてぼうっとしていた時は夢の内容を覚えていたのに、はっきりと目覚めてしまうと思い出せないというのは、無意識の世界に入っているからなのである。

このように**自然と無意識が表面化する場合は**、**無意識ポケットの中身が風化しているので問題はないが**、**催眠療法などで強制的にトラウマに気づかせるというのは**、**本人にとっては強力なストレスとなる**ので、私個人はなるべくそういうことはしない方向での治療を心がけている。しかし、あまりにもトラウマが大きな場合は、そうした治療法を取るケースもある。

催眠療法をして、気づかなかったトラウマを無意識から引き出し、前意識の領域に変える。そうしていつでも思い出せるようにすることによって、トラウマを意識的に克服することができる。

トラウマがなくなれば、無意識ポケットの許容範囲は広がり、その後の人生で起こる嫌なこと、整理しきれないものを、また少しずつ無意識ポケットに入れることができるようになり、精神状態は安定する（35頁図C）。

催眠療法も同じであるが、精神科では催眠療法をあまり使わず、アミタールという麻酔薬を用いた面接療法（アミタールインタビュー）を用いることが多い。つまり麻酔薬を点滴注射によって入れ、無意識の出やすい状態を人工的に作り出し、そしてトラウマとなっていることを聞き出すのである。

▼トラウマは誰でも持っている▲
——自然に消えるものは無理をして思い出さない方がよい

トラウマというのは、大人になってから形成される場合もあるが、ほとんどは幼少時の経験によって形成されたもので、自分では意識していないことが多い。よく若い人が「私はそれがトラウマになっているのよね」と気軽に言っているのを耳にするが、そういうものは本当の意味でのトラウマではない。**トラウマとは思い出したくない嫌なものであり、無意識ポケットの中に入れられている。無意識ポケットに詰め込んでしまえば、意識的には思い出すことがなくなるので、経験として認識されない。**

例えば幼い頃にすごくいじめられ、それがトラウマとなっている人の場合、小さないじめに対しても過敏に反応することはある。だがそれは、なぜ自分がいじめに過敏に反応してしまうのか、本人が理由を認識していないことがほとんどである。

私たち精神科医も、カウンセリングの中でそういう作業を微妙にしている。カウンセリングとはもともとそういう作業を通して、無意識の中に潜んでいる心の病の原因を探り出しているからだ。

しかし、私はできることならばトラウマにはあまり触れない方がよいと考えている。というのは、**トラウマというのは大小の違いこそあれ、誰もが持っているものだからである。トラウマは誰の無意識ポケットにもひとつぐらいは張り付いている。無理に嫌なことを思い出させて、涙を流しながら「私はそんな人生を歩んできたのです」と認識させるより、無意識ポケットの蓋を閉める筋肉を強化した方が確実であり安全性が高い。**トラウマを認識するのは本人にとって辛いことなので、それがよほど大きなものでない限り、放っておいたほうがよいことが多い。ある程度、無意識ポケットの許容範囲は狭くなるが、時間が経てばいずれは風化してなくなっていくと考えられるからだ。

患者の中にはまれに「トラウマを全部取ってほしい」という人がいるが、日常生活に支障がない限り、そのようなことをする必要はない。多少生活に支障がある場合でも、**よほど大きなトラウマでなければ、トラウマ自体はそのままにしておいて、心の筋肉を強化し無意識ポケットの蓋を閉めることができるようにすればそれで充分である。**

トラウマの問題では誤解している人も多いが、**トラウマ自体は珍しいものではなく、誰でも無意識の中に持っている。**大切なのはトラウマを持っているか持っていないかではなく、日常生活を健全に行うことができるかどうかである。**トラウマを前意識に転化して、治**

療するのは、心の筋肉を強化しても対応しきれないぐらい大きなトラウマの場合だけでよい。身体的な病気と同じで、薬で充分治るものをわざわざ手術する必要はどこにもない。

▼大人への成長、それは生まれ持った「全能感」との戦いである▲

「全能感」というのは、神が全能であるがごとく、自分も全能であるという意識をいう。これ自体は、子供の頃は誰もが持っている感覚で特に不思議なものではない。子供がなんでも「自分でできる」と言い張ることがよくあるが、これは全能感の表れで、自信過剰でも独立心の発露でもない。

普通こうした全能感は、成長していく過程で失敗・不成就といった経験によって壊される。自分は全能ではないのだということを認識することによって、努力して克服することを学び、大人へと成長していく。

ところが現代社会においては、少子化が進むにつれ過保護な親が増えることにより、子供が経験を通して全能感を壊す機会を奪ってしまっている。怪我をしないように、辛い思いをしないように、そして失敗をしないようにと先回りして手を打つことにより、子供は全能感を傷つける経験をすることなく成長していく。

全能感が壊されないまま成長すると、全能感が崩されることに恐怖を感じるようになる。つまり、全能感を傷つける経験を避けるようになる。

傷つくことをひたすら避けていった末に行きつくのは、「引きこもり」といわれる状況である。全能感を崩されてしまうのが怖く、家に引きこもってしまう。しかし、逆に全能感を壊される恐怖から暴力を振うケースもある。引きこもりと暴力、外に表れる現象は全く違うものに見えるが、根底にある心の病は同じと見てよい。

一昔前まで、子供は子供社会の中で全能感を壊して乗り越えていかなければならなかった。しかし、子供たちを取り巻く環境は変化し、今はそうした経験をする機会が少ない。恐れずに自分の人格を一度崩し、新しい人格を作り直す努力をすることが、人が成長していく過程では大事である。今はそれがしにくい環境にある。

全能感を壊す経験を適切な時期に積まないまま大人になると、失敗を恐れたり、何が正解なのか物事に取り組む前に知りたいという欲求が強くなってくる。自らの持てる力で取り組んだ結果、失敗して痛い目をみて、それをひとつの経験として学んでいくということができなくなってくる。最初から転ばない方法を求めてしまうのである。

全能感とは「自分は正しくて、何でもできる力を持っている」という意識である。本来なら、それはさまざまな経験を通して自然と崩されていく。「このままではいけない。努力をしなければ」と人格を再構築して成長していく。しかし多くの場合、今はその過程が崩されてしまっている。

全能感は生まれながらに完全な形で備わっているものではない。肉体の成長とともに成熟していく。全能感は未成熟なうちに壊されてもいけない。未成熟なまま全能感を壊されると、「夢」を持てない大人になってしまう。**現代のような情報化社会では、子供たちの全能感が充分成熟しないうちに、氾濫する情報や知識によって、実際の体験もないままに崩される。**その結果、子供たちは人生で出会う困難を乗り越える努力も、自分の未来に対する夢も持てなくなってしまうのである。

最近キレる人が増えているが、この「キレる」というのも全能感を崩されることに対する恐怖の表れである。自分の全能感を傷つけるものに対して激しく反発する。それが現代人のキレやすさの一番の原因である。

実体験を持たないまま未熟な全能感を壊された子供は無気力な大人に成長し、過保護な環境で全能感を大人になるまで温存してしまった人間は、逆に「全能であるはずの自分が

社会に受け入れられない」という思いを持つようになる。

▼社会構造の急激な変化がさまざまな問題を招いている▲

近年、心の病が増加している原因のひとつに、価値観の急激な変化というものが挙げられる。昔も世代が違えば価値観が違うということはあったが、その差は現代ほど大きなものではなかった。少なくとも、今のように親の価値観が子供の思い描く幸せに結びつかない時代はなかった。

例えば女性の場合、昔の価値観を持つ親は「独身時代は婚前交渉なしに、清い体でいなさい」と言うが、その親の言葉通りに従えば幸せになれるかというと、必ずしもそうとは言いきれない。また男性に対しては、一昔前までは「一流大学から一流企業へ」というルートが幸せへの最短距離と教えられていたが、大企業の倒産、リストラなどが当たり前となってきている現代では、このルートも幸せに通じるものではない。

このように短期間に価値観が変化した社会では、戦前、戦後、高度成長期、バブル期、そして平成不況と言われる現代の若者たちでは感覚がまったく違ったとしても、むしろ自然かもしれない。彼らは生活のテンポも幸せに対する考え方も違っている。

急激な変化を遂げている社会構造の中での精神科医の役割は、どのようにしたら悩める人々が安定した精神状態を保つことができるのか、その手助けとなる具体的方法を考えることである。

社会構造上の問題の解決策を考えるのは政治家のやるべきことであり、精神科医の役割ではない。しかし、なぜこれほどまでに急激に社会構造が変化してしまったのか、時時刻刻と変化する現代社会が人の心にどのような影響を及ぼすのか、ということに常に目を向けるのは必要なことである。心の病は肉体の病以上に、社会環境の影響を受けやすい状況にあるからだ。

▼自然学習――人が生きるための本能を取り戻すために▲

人間という種は、四足で歩く類人猿から直立し二足歩行をする「ヒト」に進化した。それにともない毛に覆われていた身体も裸になった。それら進化の代償としてヒトは痔と腰痛を「持病」として負った。人間の言う「進化」とは、ある意味自然から離れていくということである。自然から離れていく以上、ヒトは自分の体を自分で守らなければならない。裸で寒ければ服を着る。腕力の弱さを補うため道具を作り出し、集団で生活する。眠るために安心できる住居を確保する。

ヒトは進化したことによって、自然界に無一物で置かれたら自分の身を守れない存在になってしまった。その代わり、ヒトは生きるために努力するという本能を得た。

幼児教育の先進国であるスウェーデンでは、幼稚園の教室に人数分の雨合羽《あまがっぱ》が常時用意されている。これは幼稚園の備品で、雨の日に着て家へ帰るためのものではない。その雨合羽は雨の日に戸外で砂遊びをさせるためのものなのだ。

何も雨の日にわざわざ戸外で遊ばせなくても、と思われるかもしれないが、自然の天候は人間の都合に合わせてくれるものではない、ということを雨の砂場で子供たちは自然と経験する。

彼らが経験することは他にもたくさんある。スウェーデンは北欧に位置する寒さの厳しい土地柄である。子供たちは雨の戸外で寒さから自分の身を守るということを身をもって学ぶ。寒ければ服のボタンを全部止める。雨が服に染《し》みないように雨合羽を整える。遊びながら彼らはそういう知恵を幼い時から身につけていく。

スウェーデンの幼稚園児は雨の砂場で、この本能を目覚めさせる。努力をしなければ、ヒトは自分の命を保てないのだということを知る。

日本でも自然からこうした厳しさを学び、本能を目覚めさせる環境が日常的に存在していた。裏山に登って子供だけの秘密基地を作る。そんな経験を誰もがしていたからだ。身近な場所であっても、山や川など自然の中に入る行為には危険が伴う。その危険を回避するためには自分で自分の身を守る努力と工夫をしなければならない。仲間がいれば、仲間の中の弱いものを守り、協力し合わなければならないということも学ぶ。

しかし、今や裏山はよほど郊外に行かなければなく、安全を計算して人工的に作られた公園ですら親の同伴なしには遊ばせてもらえない。

最近日本でも、野外実習などが盛んに行われ、子供たちを戸外に出そうという動きが高まってきている。森林浴とかナチュラル・ヒーリングなどという言葉がもてはやされ、自然と触れあうことで人間は根本にあるものをリフレッシュすると言われるが、野外実習の目的はそれだけではない。**自然に親しむということは、自然の厳しさを知り努力して自分の身を守ることを学ぶことでもある。**

努力をすれば自分の身を守ることができる、ということを学んだ人間はキレない。彼ら

は自然という絶対的強者との関係の中で、全能感を自らぶち砕き、いろいろなものを獲得する経験をしているからだ。

自分の命を保つためには努力をしなければならない。またひとつの目的を達成するためには仲間と協力し合わなければならない。そうしたことを小さい頃から学ぶのに、自然との触れあいはとても有効である。キャンプやピクニックも、子供たちが何らかの役割を担う必要性を自然に学ぶことのできるチャンスとなる。欧米では子供が食事を作る係になり、彼らが上手に作れなければみんなでその不味《まず》い料理を我慢して食べる。

今の日本は、努力をしなくてもお金さえあれば何でもできる。コンビニに行けば二十四時間ほとんどの物が手に入る。食事も努力して料理をする必要はない。本能を目覚めさせるきっかけがないのだ。

現実から逃れようと思えば、コンピューターに向かえばいい。そこにはいつでもリセットできる人生が待っている。ルールや障害があっても、気に入らなければリセットすればいい。

バーチャル世界で人を刺しても問題は起こらないが、現実世界で人を刺したら犯罪になる。「ゲームに刺激されて殺人を犯した」「ゲームのように人を殺してみたかった」と自供する犯罪者がいるが、彼らは現実世界には行為にともなう痛みや責任があることを実体験を通して学んでいないから認識を誤るのである。**自然はリセットできない実体験である。**だからこそ自然学習が求められているのだろう。

現代人の多くは、「競争社会だから営利を目的にするのは当然だ」と思っている。しかし、営利を追求するあまり、ヒトとして生きるために大事なものを失ってしまったのではないのだろうか。

戦後の日本人は、国を復興させなければいけないと、営利主義でひたすら頑張ってきた。だが、その一方で営利目的を追及するあまり自然環境をないがしろにしてきたことも否めない。そしてそのツケが今、問題となって生じてきているのではないだろうか。

自然環境や人間の心の問題を無視してまで科学文明を推し進めることは、必ずしも人間が幸せになる道とは限らない。

▼自分は異常かな？　と思ったら▲

このような社会で生活していれば、当然ストレスは溜まりやすくなる。その人の本能に基づいた欲求とは違うところで、欲求が生まれたり、焦ったりしなければならないからだ。

現代人は健康かどうかと聞かれれば、誰でもどこかしらが悪い。朝バッチリ目が覚めて、ハツラツと仕事をこなし、規則正しい生活をして眠るという人は少ない。皆、どこかに何かしらの問題を抱えている。それは厳密な意味では不健康な状態なのかもしれないが、正常か異常かと聞かれれば、それでも充分正常といえる。**一般的な社会生活が送れていれば正常と見なしてよい**。

本人に自覚はなくても、はたから見て「この人は明らかにおかしい」と感じられる人もいる。電車の中で独り言をぶつぶつ言っていたり、意味もなく笑っていたり、奇声を挙げているようなケースである。こうしたケースは「分裂病」という心の病である可能性が高い。分裂病は早めに対処すれば進行を食い止めることができるのだが、進行してしまうと、本人の自覚は失われてしまう。

だがそういう重篤な心の病は別として、神経症など軽度の心の病で良識をなくしている人は、治療で「**今は病気だから、こんなに落ち込んで悩んでいるのだ**」**ということを本人に自覚させれば、比較的簡単に正常な社会生活に戻すことができる**。

自分の心が病みかけているのかどうかを知りたいなら、自分の睡眠状況を振り返るといい。人間は疲れると自然と眠くなり心身を休める。**疲れているのに眠れないという人は病気と考えたほうがいい**。正常な時人は、朝は調子がよく、夜は疲れて眠くなる。

他にも、寝つきは良いけれども夜中に何度も目が覚めてしまうとか、目覚めた時の気分が悪くすぐに行動を起こせないという状態も軽く見ていてはいけない。

女性で「私は低血圧だから、朝はダメなの」と言う人がよくいるが、不快感や途中覚醒がある場合は注意したほうがいいだろう。単なる低血圧で身体が動きづらいのか、不快感をともなうものなのか、**よく自分自身を観察することが病の早期発見に繋がる**。

実際に精神科の外来に来る人の多くが、朝起きた時の不快感を訴えている。午前中は調子が悪いが、午後は調子が良くなるというのは、うつ状態の典型的な症状である。不快感を毎朝のように感じているという人は、すぐに精神科を受診したほうが良いだろう。

神経科で言う「正常」の基準とは、通常の社会生活を特別な苦痛を感じることなく営んでいるということである。

しかし、気をつけなければならないのは、この場合の「通常の社会生活」というのは、あくまでもその人にとってのものだということである。毎日のように寝ずに仕事をしていてもそれがその人にとっての通常であれば問題はない。たまにしか仕事しない人でも、それがその人の通常の社会生活というケースもある。

人にはそれぞれ、その人にあった生活のリズムというものがあり、社会生活もその人の自然のリズムに近づけることが重要となる。人にはそれぞれ自分のライフスタイルというものがある。無理矢理ひとつの型に当てはめることは決して良いことではない。できる限り自然なほうが良いことが多い。

生きていれば悲しいことは世の中にたくさんある。その時に自分の感情が過剰に反応するかどうかも重要である。嫌なことがあった時に落ち込んでしまうのは、正常な反応であるから何も心配することはない。だが、それがいつまでも長引いて、二ヶ月も三ヶ月も落ち込んでしまうというのは、心の病の可能性を考えたほうがいい。長くそうしているうちに自然と回復する場合もあるが、その間は心に過度のストレスがかかり続けることになるので神経科へ行って早く日常を取り戻すことが望ましい。

自分のライフスタイルと照らし合わせてリズムが狂っていないか。また、ある程度狂っていたとしても、食事ができて、疲れて眠くなった時に熟睡することができればいい。完璧な社会生活でなくても、日常生活が保たれていれば、その人は正常と言えるのである。

▼快楽主義者のススメ▲

社会の急激な変化から生じた歪みが人間の心を蝕《むしば》んでいる。しかし、我々はそうした社会の中で生きているのだし、すぐにそうした歪みをなくすことは不可能である。環境を整えていくことも大切だが、現在すでに生じてしまった問題に関しては、そんな世の中でどのようにしたら幸せに生きることができるのか、ということに焦点を置いて考えなければならない。

今の社会には生産主義者と快楽主義者が共存している。**生産主義者とは、一流大学を出て一流企業に入り、そこで貢献すれば自然と幸せになれると考えている人のことである。**実は未だに多くの日本人がそう考えているのだが、すでにその神話は崩れかけている。一生懸命仕事をして、ワーカホリックになるほど会社に貢献しても、幸せにはなれない。そのことをリストラという事実に直面して初めて痛感した人も少なくないだろう。

快楽主義者というのは、昔の価値観では否定的に見られていたが、自分はどう社会と関われば自分の幸せが保たれるのかを最重要視する人たちのことである。

例えば、高校二年の時にドロップアウトして、そのままイタリアに料理の勉強へ行く。そして日本に帰ってきて、イタリア料理の店をチェーン化して成功するというような人である。

要するに、自分にとっての幸せがまず最初にあり、社会とどのように関われば、その幸せを実現できるのかと考える人が快楽主義者である。快楽主義者にとって「幸せ」とは、努力して自分で手に入れるものなのである。しかし、「社会との関係の中でどうすれば自分の幸せを保てるか」と考えなければならないので、常に不安がついてまわる。

タレントの大橋巨泉はあるテレビ番組で、**「己の幸せは自分で確保する」**というようなことを話していたが、この姿勢こそ快楽主義者の典型と言えるだろう。

しかし、彼も最初から快楽主義だったわけではない。戦前に少年時代を過ごした彼は、軍国少年として国を信じ幸せへの道を模索したが、終戦とともにその夢は破られた。その後は会社組織の中で身を粉にして働くことが幸せへ通じる道だと信じて突き進んだ。しかし、その組織も個人の幸せまで保証してはくれなかった。彼は社会組織に入っていたのでは自分の幸せを守ることはできないと悟ったのである。今、彼の予言通りリストラの嵐が吹き荒れ、会社に己の幸せを託せない時代となっている。

これからの時代は「社会とどう関われば、自分の幸せを確保できるのか」と真面目に考

えていかなければ、幸せをつかむことは難しいだろう。生産主義者の時代を生きてきた両親は、今さらその価値観を変えることはできない。子供に幸せになってほしいという一心で親は「一流大学から一流企業へ」という昔の方程式に子供を乗せようとする。しかし、これからの時代、そこに黙って乗っていたのでは幸せにはなれない。

大企業に就職すれば「生活が安定する」とよく言うが、今はどこに就職しても生活が安定する保証はない。いつリストラされるかわからない時代である。昔のようにサラリーマンとして言われたことをそのままやっていれば良いという時代ではなく、何か新しい発想をして、自分で仕事を開拓し実績を上げなければ生き残れない時代になっている。「幸せを手に入れるには継続的な努力が必要だ」という快楽主義者の思考を取り入れないと、これからは幸せになれないのである。

日本人が「**快楽主義者**」**という言葉にあまり良いイメージを持たないのは、快楽主義者の生き方にはリスクがともなうからである。**

日本の企業も今までの年功序列を捨て、欧米のように能力制を取り入れるところが増えてきている。九時から五時まで働くのではなく、仕事さえやっていればフレックスタイムでいい。仕事の結果を出せばヒーローになれる反面、能力がなければ契約が終わり次第解雇されてしまう。このような社会では、リスクを承知で頑張らないとその中で成功することは難しい。

自分の幸せは、自分の力で確保しなければいけない。頼るのは自分しかいないということである。

人というのは、他人と同じことをしていながら他人よりも少し優位に立った時に幸せを感じるようにできている。その反面、自分が何かに突出していても、他の人が持っているものを自分が持っていないと不幸を感じてしまう。理想的な相手と結婚しても、友人には子どもがいるのに自分たちが子どもに恵まれないと、不満足な一点だけを見つめて、「自分は不幸」だと感じてしまう。

幸せの定義は人によって違う。また、幸せというものは、実はすぐ側にあるものだと私は考えている。しかし現代人は、あまりにも情報が氾濫してしまったために比較する対象が増えすぎ、どこかひとつ自分に欠けている点を見つけては悩んで不幸を作っているである。

最も簡単に幸せを実感するには、自然と本能の世界に戻ることだろう。

例えば、森に遊びに行って森の音を聞いたりする。自然に接していると、人は本能が目覚めてくるので、感覚が変化してくる。

都会の音を採取して分析すると、そのほとんどが人間の可聴帯域の音でしかないことがわかる。それに対し、森林の中などで採取した自然の音は、人間の耳には聞こえない範囲の音が80％以上含まれる。自然の中で人間が癒されるのは、この耳には聞こえない音を肌で感じ取っているからだともいわれている。

また、都会のように人口密度の高い場所では、他人との接触が過剰になり、人間はストレスを感じやすくなる。満員電車などで事件が多発するのは、他人との間に適度な間隔を保つことができない状況に追い込まれたストレスが影響している可能性が高い。人間は自然から遠ざかれば遠ざかるほどストレスを感じやすくなっているのだ。

自然界では動物が外的要因なしに一ヶ所に集まるということはない。人間が都市に集中するのは、「欲」の結果に過ぎない。自然界の動物にはテリトリーというものがあり、そこから自分が出ることも、逆に他の動物にその範囲を侵されることも嫌う。現代社会に生きる人々がさまざまなストレスに悩まされるのも、動物としての本能を侵されるからだと考えられる。

自分の存在が自然に溶け込むような状態こそが、人が本能的に求めている快感なのだ。こ

うした本能的な欲求を叶えさせてあげることで、ストレスは軽減化する。自然に戻るというのはそういうことなのである。

これからは、社会生活を営みながら上手に自然に戻る方法を考えることが望ましいのかもしれない。

二十四時間手軽に手に入るコンビニの食品には、身体に悪いものが多量に含まれ、帰るべき自然も環境破壊によって汚染され続けている。ヒトは身も心も弱っているのに、見せかけの寿命だけは伸び、長い老後を宣告され怯えている。

そんな時代だからこそ、「これが私の幸せだ」というものを確立させ、それを社会と折り合いをつけながら守っていく方法を考えることが必要なのである。

第二章　心の病を知る

▼心の病の種類と基礎知識▲

心の病は、その原因によって大きく三つに分けることができる。遺伝要因など素質として病因を持っている「内因性」心理的、環境的要因によって起こる「心因性」事故や感染症、老化などが病因となる「外因性」の三つである。

内因性の病名として知られるのは、「精神分裂病」や「うつ病」など、心因性の病名には各種神経症、外因性の病名としては「痴呆症」や各種の「中毒症」、外傷精神病などが挙げられる。

ひと言に心の病といっても、これらさまざまな原因によって引き起こされているので、当然のことながら原因によって治療法も異なってくる。神経科の医師は、カウンセリングを通してそれらの病因がどこにあるのかを判断し、治療法や処方する薬を選ぶ。

心の病の症状は、同じ病気であっても人によって現れ方は千差万別である。ひとつの特徴的症状を治療していった時に、初めてより深い病因が見えてくることもある。したがって、安易に「私はうつ病なの」とか「ノイローゼ気味で」と素人判断をせず、専門家の判断を仰ぐことが、身体の病同様、心の病においても治療の近道であることは間違いない。

誤解している人が非常に多いので最初にはっきりさせておきたいのは、「うつ状態」と「うつ病」では意味が異なるということである。

神経症の人でもうつ状態になることは多い。だがそれはその人がうつ病であるということではない。単に抑うつとした気分であるというだけのことだ。真性のうつ病は内因性の病気で、実際の患者数はそれほど多くはない。

何となく気分のすぐれない日が続いて神経科へ行って、うつ状態だといわれても、それほど心配することはない。うつ状態は、心の筋肉を鍛えていくことで充分に改善することができる比較的軽い症状のひとつに過ぎないからだ。

昔は心の病というと、ひとくくりにされ、治らないものという先入観を持たれていたが、現在の医学では、ほとんどのものが治療またはコントロール可能な状況にある。外因性の場合は、身体的な外傷をともなうものなので現状ではまだ多くの課題が残されているが、**心因性の心の病の治療はかなりの確立で完治すると考えてよいだろう。**

▼季節や年齢は心の病に関係があるのか▲

春先になると、ちょっと変な人が増えるといわれているが、これは「季節の変わり目」に風邪をひく人が増えるのと同じ理由で、特に心の病に限った傾向ではない。**春や秋といった季節の変わり目は、精神的に最もエネルギーを必要とする時期なのである。**それが身体的にも負担となっていることは、死亡率の一番高い季節が春だということでも証明されている。

寒い時期が過ぎ暖かくなるのだから、春は身体には楽な季節だと思われがちだが、実は一年のうちで最も危険な時期なのである。厳しい寒さから解放され、気がゆるむからなのかもしれない。こうした症状を「荷下ろしうつ状態」というのだが、何か大きなことを成し遂げた後に気分がガクンと落ち込んでしまうというのは誰しも経験したことがあるのではないだろうか。暑いにしろ寒いにしろ、季節的変化が少ない土地の方が身体的ストレスは実は少ないのである。

一時期十七歳の青少年による事件が頻発し、マスコミなどで「十七歳は危険な年齢だ」

と騒がれたことがあった。**十七歳というのは自我形成の最終段階であり、不安定な時期と考えられる。**さらにマスコミでクローズアップされたため、他の十七歳がそれに影響され模倣犯が多発したのである。

現代は十七歳という年齢に過度な精神的ストレスがかかるような時代なのかもしれない。

▼身近な人が心の病にかかったら▲

親しい友人など**身近な人が心の病にかかると、いろいろと困ったことが起こる。**夜中など非常識な時間に電話がかかってきたり、言葉尻をとらえて変に誤解されたりする。そんな時、あなたはどのような態度を取るだろうか。

例えば、非常識な時間帯に電話がかかってきたとしよう。親身になって話を聞く。仕方がないから話を聞くことになる。非常識だといって電話を切る。いくつかの対応が予想されるが、実際には眠い目をこすり、迷惑だなと思いながらも話を聞いてしまうことが多いのではないだろうか。

できれば、「こんな非常識な時間に電話するな」と言って、電話を即刻切るのが正解である。冷たいように思われるかもしれないが、**社会的な常識の範疇で普通に接するのが、友人というスタンスではベストの対応**であり、それこそが「社会ルール」である。

「相手が傷ついて自殺でもされたら後味が悪い」と思うかもしれないが、後味が悪くても、どのような結果に繋がっても、それはその人の運命である。自分の心を自分でコントロールできない状態にある人は、いつどのような行動を取るか誰にもわからないし、たとえあなたが朝まで親身になってつき合ったとしても、その後に最悪の行動を取らないという保証はない。一度でも中途半端に受け入れてしまうと、かなりの確率で繰り返し電話がかかってきて、あなたに対し依存傾向が強くなりそれが続いてしまう。

中途半端に受け入れると何度も電話がかかってきて、「以前は電話を受け入れたのに、今は相手にしてくれない」と逆に恨まれる事になってしまう。

中途半端な同情を示すことなく、最初から常識的な対応をすること。普通の友人に対するのと同じように接した方が良い。

相手が友人である場合、**何とか力になりたいと思うのは自然なことだが**、**うまく距離を取ることも重要である**。**親身になればなるほど**、**相手は依存してくるし**、**それが心の病を治療するうえでプラスになるかというと**、**ならない場合がほとんどである**。

相手の依存を受け入れて、支持していく治療方法もある。しかしそれはプロのカウンセラーの場合に成立する治療法であり、精神医学の知識を持たない一般人が行うにはあまりにもリスクが大き過ぎる。

カウンセラーは、患者に精神的マスターベーションをさせることによってエネルギーを発散させ、「他人に話したから、自分は楽になった」という状態にもっていく。それはひたすら相手の話を聞いて、なおかつ支持し続けるところから生まれる。しかし、それはただ聞いて肯定していればよいというものではなく、それなりの知識とテクニックが必要とされる。

それでも、実際にはカウンセラーだけで心の病を完全に治療することは難しいと考えた方がいいだろう。カウンセラーの仕事も精神医学においては非常に重要な分野を担っているが、それは治療を目的とする精神科医の仕事とは異なる領分のものと考えた方がいい。

心の病を治療し、患者を少しでも早く元の社会生活に復帰させることを目的とする精神科医は、患者の心の筋肉を鍛えるために、たとえ相手に嫌われようが、その時に最善なことを選択しなければならない。例えば「今ここで、はねつけなければいけない」という判断をとることもある。ある時は自分の性格を乗り越えて、その患者に適したカウンセリングをすることもある。プロである限り患者との距離感は重要なのである。

友人が心の病にかかった場合は、適切な距離を保てば良いが、親や兄弟、恋人や伴侶などの場合は、距離を取ることが事実上不可能なので、専門家に相談して問題に取り組むことが必要となる。

身体的な病気の場合、患者本人が通院する必要があるが、神経科は当事者でなくても相談に応じるので、家族に問題が生じた時は、躊躇せずに専門家を訪ねてほしい。自分が病気でなくても、神経科通院が可能である。

専門家に相談すれば、「早く本人を連れてきた方がいい」とか、「それは病気ではないから、こうした方がいい」など的確なアドバイスを受けられる。家族に自分にはわからない未知の病気や心の病を持った人がいる場合、一人で悩まず専門家に聞くことである。

私のクリニックにも、「自分のつれあいがおかしい」ということで相談に来られる方は決して珍しくない。心の病の場合も身体の病同様、当事者が通院することが最も望ましいが、通院するように説得するのは、身体の病の場合よりも難しい。特に相手が身内の場合は、うまく応対しないと悪い結果を生むことも多い。うまく連れて来られないという場合、連れて来るためのテクニックをアドバイスすることもある。

精神科医にかかるというのは、その人と同じ悩みを同じ時間、同じ場所で専門的に考えることに意味がある。そしてそれこそが悩みを相談する人にとって、一番重要なことであるとともに、神経科の存在価値そのものであると私は考えている。疑問に思っていることや悩んでいることがあれば何でも相談し、もっと上手に神経科を活用してほしいと思う。

最近は、友人や身内といった近親者だけではなく、同僚、上司、部下など仕事上の人間関係の相手の問題で相談に来られるケースも増えてきている。

プロジェクトを進めていくために、仕事を円滑に進めるために、その人が一緒に動ける人間かどうかというのは非常に重要な問題のひとつとなる。これもケースバイケースだが、最近では上司が部下を連れてくるケースが多い。ひどい話だが、その人を前にして、「こいつが使えるかどうかを教えてください」と本人の前で言うのだ。そして、「使えないならさっさと違う部署に移してしまいたいから」と言う。

仕事がらみの人間関係では、当人のことを思って神経科に連れてくるケースは今のところほとんどない。そのため、治療がうまくいっても会社を辞めてしまうケースがほとんどである。

【一般的な心の病】

●神経症

神経症という名を聞いたことがない人でも、ノイローゼという名は聞き覚えがあるのではないだろうか。このドイツ語で言うノイローゼ（Neurose）の日本語名が神経症である。一般的に神経症とは、精神的または身体的な強い自覚症状をもつが、身体的原因はなく、原因が心理的なものによって説明される機能的疾患とされる。神経症には、不安神経症、強迫神経症、心気神経症、離人神経症、抑うつ神経症などさまざまな種類がある。また、神経衰弱やヒステリーなども神経症のひとつとして分類されている。

神経症の分類方法はさまざまで、精神的な要因で慢性的に胃が痛むというような、ある一定の臓器に症状が集中するものを胃神経症、心臓神経症というように分類するケースもあり、複雑である。

ここではそうしたさまざまな神経症の中から、最も外来患者の多い**《不安神経症》**と**《強**

迫神経症》について触れておこう。

《不安神経症》

不安神経症とは、主に明瞭な対象のない漠然とした恐れを訴えるものをいう。具体的な症状としては、不安感とともに、動悸や呼吸促進、息切れ、胸苦しさ、尿意の頻発、悪寒やしびれなど自律神経症状や無力感を伴う。これらの症状が発作的に起こる不安発作を繰り返すようになると、それがまた起こるのではないかと、さらに不安が募り、ひどくなると乗物に乗ることも、外出することもできなくなるケースも見られる。いわゆる予期不安という症状である。

身体に起きている症状が精神的不安によるものと自覚できず、内臓疾患を疑って内科を訪れる人も多い。不安神経症の身体的症状は、呼吸器系、循環器系、胃腸系に出ることが多い。内科を受診しても原因がはっきりせず「自律神経失調症」と診断されるものの、ほとんどは不安神経症だと考えたほうがいい。その他にも、冷や汗が出る、わけもなく動悸がするなどさまざまな症状が現れるが、身体に原因が見つからなければ、不安神経症と考えてほぼ間違いない。

「パニック障害」は神経症と別の独立した分野として扱われることが多いが、実際には不安神経症と同様の治療によって治るケースが多い。パニック障害という病名は、患者に余計な不安を与えるが、治療方法は不安神経症とあまり違わないのである。

《強迫神経症》

強迫神経症とは、不合理でばかばかしいと知りながら、ある思考や行為を繰り返さずにはいられないというもので、その衝動を意志の力で無理に中断すると著しい不安が生じてしまう。しかし、このような強迫神経症的傾向は、度を越したものでなければ誰もが持っているものであり、無理に抑えない方が症状は軽減化する。ただし、精神分裂病の初期にも強迫神経症と同じ症状が出るケースもあるので、症状が現れた時は、あなどらずに専門医の診察を受けた方がよいだろう。

例えば、ガス栓が閉まっているかどうか気になり、何度も確認せずにはいられない。手を何度も洗わないと気が済まない、などである。患者の多くは、まるで儀式のように「回数」を気にする。自分の中で決めた回数をしなければその動作を終えることができないのだ。私が診た重症患者の中には、トイレに二時間半かかり、お風呂に六時間入らないとその儀式を終えることができないというケースもあった。この患者は、二時間半を費やさなければトイレに入れないので実際に日常生活に支障をきたし、水分制限をするなど日常生活を行うための工夫を自分でもいろいろとしていた。

日本人は清潔好きで、世界で最も頻繁に入浴する民族だと言われている。そのためか、匂いや汚れに対して異常なほど敏感な傾向がある。欧米人は、もともと体臭が強いので、日本人よりもかなり匂いに関しては鈍感だといってもいい。日本人には考えられないことだが、欧米人はバスタブに入っても、そのままバスタオルで拭くだけで、石鹸のアワを流すことさえしない。欧米人から見たら、身体を毎日ゴシゴシ洗う日本人のほとんどが強迫神経症的患者に見えるのかもしれない。

最近、除菌グッズが数多く出回っているが、これも強迫神経症のひとつである「潔癖症」の人が増えている証拠といえるだろう。つまり現代の日本人のほとんどは、多かれ少なかれ強迫神経症の傾向を持っている。問題はそれが社会生活を営むうえで障害になっているのかどうかということなのである。普通に生活している人の中にも、電車のつり革に直接触れる事ができずハンカチなどでおおっているという人は結構多い。

自分の行為が病的だとわかっていても、それをしなければどうしても気が済まないという状態にある人は要注意である。

そうしなければ悪いことが起きるような気がして何度も手を洗ってしまう。このコースは遠回りだとわかっているが、どうしても右の道を通らないと気が済まない。火の元や戸締まりを何度確認しても安心できない。ひどくなると、家中の電球を全て外さないと安心して外出できないという人もいる。帰ってきた時には、また全部セッティングし直さなければならないので、本人はそんなことをやりたくないのだが、やらないとどうしても気が済まないのである。

興味深いのは、潔癖症の患者が別の面では驚くほど無頓着な面を見せることである。地面に落ちたものも平気で食べてしまう反面、手は何度も洗わないと気が済まないという人が実際にいる。理屈にあわない行動をしていることは、本人もわかっている。わかっているのだがやめられない、だからこそ病気なのだということもできる。

強迫神経症も薬とカウンセリングで治療することは可能だが、治療が進むとさらに大きな問題が現れてくるケースも多く、症状があまりひどいものでなければ治療しない方が結果的に良い場合も多い。

強迫神経症が発症する背景に、性的なコンプレックスが絡んでいるとする説もある。例えば、夫の浮気を知った日に赤い車を見たような場合、その後、赤い車が通るたびに嫌なことが起こる前兆だと思うようになってしまうのである。無意識の「ジンクス」のようなものと考えていただけばいいだろう。表面に現れている強迫神経症の症状を安易に取り除いてしまうと、ストレスの原因となっていた記憶が潜在意識の中から思い出され、かえって悪い結果を招いてしまうことがある。

入浴するのに六時間もかかるというのでは治療しなければならないが、何度も手を洗うという程度なら危険を冒して治療する必要はない。

●うつ病

うつ病は内因性の病気であり、神経症患者などによく見られる「うつ状態」とは異なる。うつ病もうつ状態も現れる症状は程度の差こそあれ、決定的な違いは見られない。

患者がうつ病なのか、うつ状態なのかを診断する基準のひとつは、患者の家系に遺伝的要素があるかどうか。もうひとつは、「うつ」を引き起こすような明瞭なきっかけが存在したかどうかである。

うつ病は、神経症のように何かの原因によって発症するという病気ではない。これといった原因がなくても、うつ病は発病してしまう。

うつ病とうつ状態との決定的な違いのひとつに投薬期間の違いがある。うつ症状は程度が軽ければ安定剤を一定期間投与し、心の筋肉を鍛えることによって、完全に回復する。ある程度症状が重くても、安定剤と抗うつ剤を処方することによって、完治に至る。うつ病の場合、薬は病気をコントロールするために飲み続ける必要がある。

現在うつ病治療は、薬によって完全にコントロールできるようになっている。したがって、**うつ病は発症しても、本人が病気の特性を自覚して適切な薬を飲み続ければ、通常の社会生活を営むことができる。長期に渡り投薬を続けることによって、患者の晩年に症状がまったく現れなくなることもある。**これを「病気が枯れる」可能性として患者に説明している。

●うつ状態

神経科の外来に来る女性が訴える症状の中で最も多いのが「うつ状態」だが、これは、なんとなく気分が滅入り、やる気が起きないという状態である。

朝起きるのが辛くなり、会社に行けなくなるというのもうつ状態によく見られる症状のひとつである。最初は遅刻程度で済むが、そのうちに病欠を取るようになり、ついにはまったく出社できなくなってしまう。行かなければと思いながらも、どうしても出社できない。不快感は一日中続くものではなく、会社に「休む」と連絡を入れ楽な気持ちになると、気分も体調も回復することが多い。

うつ症状は、週の初めに多く現れる傾向が強く、週末に現れることは比較的少ない。日曜の夕方、テレビで『サザエさん』が放送されると、「明日は会社か、嫌だな」と胃が痛くなったり、頭が痛くなったりするので「サザエさん症候群」と呼ばれることもある。

会社に「休みます」と連絡を入れた途端に、苦しさがスーッと抜けて急に楽になるというのがひとつの特徴である。しかし、この「楽になる」というのが、実はこの病を長引かせる原因のひとつでもある。

他人と比べて自分が少しだけ恵まれた状態にある時に、人間は幸せを感じやすい。他人が一生懸命働いている時に、自分だけが楽をしていると感じると気持ちが良くなるのである。この小さな快感が癖になる。ほんの小さな幸せ、その快感を得たいがために会社を休

むことを繰り返してしまうのだ。うつ状態から自力で抜け出すことが難しい原因のひとつに、こうした「一瞬の快感」を求める気持ちが働いているのではないだろうか。

うつ状態の人々は会社を休んで楽になったからといって、遊びに行くようなことはせず、ほとんどが家にじっとしている。遊びに行けるぐらいの気力があれば、うつ状態とは言わない。いけないことをしているという自覚がありながらも、そこに快感を感じる、いわゆる中毒状態に近いものになってしまっている。

しかし、**症状が進むと事情は少し変わってくる。今度は、「仕事をしなければいけないのに、どうしても行けない」という罪悪感が強くなり、苦しくなってくる。**

うつ状態を引き起こす要因は、会社内の人間関係だったり、責任のある仕事を急に任せられたことであったり、実にさまざまである。普段から真面目で責任感の強いタイプほどうつ状態に陥りやすく、物事をわりといい加減に考えられるタイプの方がなりにくい。真面目な人ほど、責任を果たそうとする気持ちが強く働くので、仕事がストレスになってしまうのだろう。

うつ状態は、放っておくとどんどん悪化してしまう。

最初のうちは一ヶ月に一度休みを取る程度だったのが、二度になり、「あいつは二週間に一度は、必ず休むぞ」と噂されるようになると、社内でも問題視されるようになってしまう。最近の職場環境では会社の要求に応えられない社員は、リストラの対象にされる可能性が高い。うつ状態が進むと、そのことがわかっていても、休まずにはいられない。

うつ状態を訴える人の中にも、一見しただけでは活動的に見える人もいる。しかしそれは人前で無理をしているに過ぎない。他人からよく思われたいという欲求が強く、外面を取り繕うために無理をしているのである。**他人といる時は一生懸命にテンションを高めているのだが、家に帰り一人になるとガクンと落ち込んでしまう。会社ではバリバリ仕事をこなしているのに、神経科に来た途端に苦しいと涙を流す人も決して少なくない。**

最近は、このように外から見ただけではわからないうつ状態を訴える患者が増加する傾向にある。プライドがあり、他人には弱い面を絶対に見せたくない。しかし辛くて我慢しきれないため、神経科に来て思いっきり泣き、すべてを解消して帰っていく。このような患者は、家族と一緒に暮らしていても、自分の部屋にこもりがちで、あまり口を利かないことが多い。

●摂食障害

最近、外来に来る患者数が目立って増えてきたものに摂食障害がある。摂食障害とは、精神的要因から過食や拒食、または両者を繰り返してしまうことだが、これは男性よりも女性に多く、**拒食症よりも過食症の方が神経科に来る率は高い**。

拒食症患者は自分が病気であるという自覚が少ないため、病院に連れて来られた時にはすでに手遅れに近い状態になっていることも多い。

これに対し過食症患者は、自分が病気だという自覚を持つケースがほとんどである。**過食症患者といっても肥満の人は少なく、中肉中背の人が多い**。体重の増減がほとんどないのは、大量に食べてしまった後、後悔の念に駆られ自分で指を喉に突っ込み嘔吐する人が多いからだ。過食症は拒食症と異なり体型的な変化が乏しいために、見た目ではわかりにくいが、過食と嘔吐を繰り返しているため、胃酸で歯がぼろぼろに傷んでいたり、指関節に吐きだこができているので、専門家が見ればすぐにわかる。

治療の基本はカウンセリングであるが、最近になってＳＳＲＩ（新世代抗うつ剤）の投

与によって著しい効果が見られる例も増えている。

● ＰＴＳＤ（post traumatic stress disorders）（心的外傷後ストレス症候群）

「ＰＴＳＤ」日本語では「心的外傷後ストレス症候群」と翻訳される。最近マスコミなどを通じて取り上げられる機会が多くなった心の病のひとつである。

ＰＴＳＤは、普通ではありえないような突発事件を経験した後に、その場面が脳裏から離れず苦しんだり、似たような状況に遭遇した時に記憶がその時経験した感情とともに甦り（フラッシュ・バック現象）苦しむ心の病である。その他の症状としては、うつ状態の持続や、脅えから日常生活が営めなくなることもある。

ＰＴＳＤは、大地震や火山噴火などの自然災害、戦争やテロ、凶悪犯罪に巻き込まれることなどが原因となることも多い。

治療には長期にわたる根気強いカウンセリングが必要とされる。薬も処方されるが、あくまでも対処療法的に用いられるもので、薬による根本的な治療は難しい。

二〇〇一年九月にアメリカで起きた同時多発テロの際には、数多くのＰＴＳＤ患者が生

まれ、**社会問題**にまで**発展**した。この**事件**の**恐**ろしいところは、**事件**の**当事者**だけではなく、マスコミによって**流**された**映像**を**繰**り**返**し**見**た**非当事者**までもが、**当事者**ほどではないにしても**心的外傷**を**負**ってしまったということであろう。あのような悲惨な映像は、繰り返し見るだけで、心を傷つける。アメリカが比較的早い段階で、マスコミ映像に規制を設けたのは、マスコミ映像による心的二次災害を防ぐためだったのである。

我々日本人は、テレビの**映像**を**通**してテロ**災害**を**二次的**に**体験**したに**過**ぎないが、**当時**の**自分**の**心**の**動**きを**思**い**出**してみると、はっきりとした**理由**のない**苛立**ちを**感**じたり、**不快感**や**恐怖感**を**感**じて**落**ち**着**かなかったという**人**も**多**かったはずである。

【現代的な心の病】

● ＡＤＨＤ（attention-deficit hyperactivity disorder）
（ここでは片づけられない女性たちに限定する）

最近、「片づけられない女性」が増えてきている。

「片づけられない女性」は、最近になって先天的原因を持った障害なのではないかと言われるようになったが、症状としては、自分の部屋がゴミためのようになっても掃除することができないというものである。基本的に女性に多い症例だが、彼女たちはとてもではないが女性の部屋とは思えないほど汚れた部屋に住んでいる。食べ物のカスやゴミ、汚れた洗濯物などが渾然一体となった室内には悪臭がたちこめ、虫がわいている。それでも片づけることができないのだ。

ゴミを捨てる。使った物を片づける。ただそれだけのことが彼女たちにはできない。

夕方の報道系テレビ番組でこうした女性たちの存在が特集されて以来、私のところにも多くの相談が寄せられるようになった。インターネットで受け付けているメール相談でも「ADHDを診ていますか」「治す方法はあるのですか」という問い合わせが一ヶ月に二、三件は入ってくる。

ADHDが女性に多い理由は、同じような症状があったとしても男性の場合は、単に「無精」という一言で片づけられるからではないだろうか。

男性は部屋が汚れていても当たり前であり、「汚い部屋だな」と指摘されても、笑って済ますことができる。母親や恋人など身近な女性が、見かねて掃除してくれているというケースも少なくないだろう。

ところが女性の場合はそうはいかない。「女性は片づけられなければいけない人種だ」という先入観があるからだ。女性の部屋は清潔で当たり前、掃除のできない女性は失格の烙印を押されてしまう。

「ADHD」というのは、もともとは「多動性障害」という意味であり、落ち着きのない子ども（多動症）などを指すものである。多動症は子供の病気で、じっとしていなければいけない時にも我慢できず、あっちへフラフラこっちへフラフラと落ち着きのない行動を取ってしまうというものである。

子供のADHDの場合、リタリンという薬の処方によって症状は改善されることが多い。しかし、リタリンは準覚醒剤と言われるほど依存性の強い薬で、処方には充分な検査と検討が求められる。すでに大人のADHDに対してリタリンを処方し、成果をあげているという外国の報告はあるが、日本での臨床データは不充分であり、私は大人のADHDに対しリタリンの処方は見合わせている。

ADHD患者は、大人の場合も子供の場合も、創造性に長けた人が多いといわれている。作家や芸術家など創造的な職業の人に、散らかった部屋の方が落ち着き、作品に対する創造意欲が湧くという人が多いのも何か共通性があるかもしれない。

うつ状態の人の部屋も、ＡＤＨＤ患者の部屋同様モノがあふれて整理されていないことが多い。「こんな部屋にいたのでは誰でも精神的に不安定になるな」と思うほどひどい場合もある。

しかし、うつ症状の場合は自分が片づけられないでいることをもどかしく思っている場合が多く、その点でＡＤＨＤの場合とは異なる。

うつ状態の場合は、あふれかえったモノを全部布で隠してしまうと、症状が多少改善することがある。家に戻ってリラックスしたい時に、細かいモノがたくさん散乱しているとストレスになる。本来は、不要なものを処分してスッキリとした部屋にするのが望ましいのだが、うつ状態にあってすぐに片づけられない時は、落ち着いた色の布で見えないように覆ってしまうと、片づけた場合と近い効果が得られる。

ＡＤＨＤの場合、散らかっている状況をある程度本人が受け入れてしまっているので、本人が納得しない段階で、強制的に整理してしまうのは逆効果である。カウンセリングを進めながら、本人の納得する方法で部屋を片づけることだ。しかし、ＡＤＨＤ患者は、他人の力を借りて一時的に部屋を片づけられたとしても、生活していく過程で再び「片づけられない」状態に戻っていくケースがほとんどである。したがって、医師の他に、常に身近にいて掃除や片づけに協力してくれる存在がいることが望ましい。

ＡＤＨＤは「脳自体に障害がある」とする説があるが、片づけられない女性のすべてがそうだとは思えない。怠け心から積み重ねたゴミが手のつけられない状態になっているケースや、この状態の方が何にでもすぐ手が届いて合理的だと考えている人もいるはずだ。これもなんらかの不安から生まれた、現代病のひとつなのかもしれない。

●ＤＶ（domestic violence）（ドメスティック・バイオレンス）

家庭内暴力というと、少し前までは青少年が両親、特に母親に対する暴力が問題の大多数を占めていた。しかし最近は、**夫婦、恋人間での暴力に悩むケースが増えてきている。**夫婦間の暴力は、民事不介入という法律上の原則があるため犯罪として成立しにくく、暴力によって被害者が死亡することも少なくない。

しかし、実際には神経科の外来で、夫（妻）の暴力に悩んでいるという相談を受けることは滅多にない。特に女性の場合、周囲から「相談に行った方がいい」と言われても、耐えてしまうことが多い。耐えることに慣れてしまい、相手の暴力をさほど病的なものと思わなくなっているケースもある。いずれにしても、このような場合は相談に来ない。「別れれば良いでしょう」と言われることが本人にもわかっているからだ。

一昔前なら、暴力を振う夫というのは、アル中で酒乱と相場が決まっていた。酒を飲んでは妻子に暴力を振う。そんな夫を妻は、「お酒さえ飲まなければ良い人だから」と耐える。耐えるタイプの妻には面倒見のよい女性が多いのだが、実はそれが問題の解決を遅らせているのだとも言える。現在でも、暴力を振われる女性は同じような傾向が強く、その意味では暴力を振われる側にも問題があるといえる。

女性の場合、経済的な問題や子どもの養育といった別れにくい理由も考えられる。しかし、現在の社会環境においては、暴力から逃れたいという強い意思さえあれば、問題を克服する方法は必ず見つかる。

●幼児虐待

親による幼児虐待は、大人に対する暴力と違い、相手が死に至る確率が高く一層悲劇的

だと言える。子どもは抵抗することも、逃げることもできない。愛情を持って接し育ててくれるはずの親が命に関わるような虐待をする。

親が幼児を虐待する原因はさまざまだが、実はそうした親に共通するものがある。虐待する親自身が、幼い頃に虐待された経験を持つということである。その数は全体の90％以上と言われている。

普通で考えれば「自分が受けた辛い経験は、愛する我が子にはさせたくない」と思うはずである。しかし、そのことを頭では理解しているにも関わらず、衝動的に暴力を振ってしまうケースがほとんどなのである。「自分が育てられたようにしか、我が子を育てられない」といわれるが、その通りなのかもしれない。人からやさしくされたことがなければ、他人にやさしくなどできない、愛されたことがなければ、愛し方はわからないのである。

●引きこもり

最近見られる若者の暴力行為は、人間の持つ全能感が何らかの挫折や障害に出会い、傷つけられた時の反応が外側に向かって現れたものである。これが内側に向けられると「引きこもり」という状態になって現れる。つまり、**外見的には正反対だが、暴力行為と引きこもりの病根は同じものといえる。**

人間は成長過程において、挫折を経験することで全能感を崩し、努力して人格を再構築するというステップを踏む。しかし今の若者たちは、自己を再構築してまで人格を高める必要性を感じていない。その結果、暴力行為や引きこもりが増加していく。

暴力行為の場合は周囲もすぐに問題視するが、引きこもりの場合は、他人と関わりを極力避けるため、家族以外の人が気づくことは少ない。

引きこもりといっても他人との接触を完全に絶っているケースは少なく、パソコンなどを通してコミュニケーションや情報を得ている。パソコンの世界では、常に自分の都合が最優先される。嘘をついても、相手にとがめられる心配も、自分の全能感が傷つくこともない。

引きこもりは若い男性に最も多く見られる。大学に行かなくなり、就職もしない。引きこもりの場合は、そうした反社会的行為が許されるという環境にも問題がある。親の過保護も大きな要因のひとつと言えるだろう。

人間は社会へ出て苦労することによって成長し、それなりに強い人間に成長していく。し

かし、そうした苦労にはストレスが伴う。つまりストレスを完全に拒絶しているのが引きこもり状態である。

都会に住んでいると、他人と言葉を交わさなくてもほとんどの生活が成立する。コンビニを利用すれば「これをください」と言わなくても、お金を払って品物をもらって帰ることができる。このような社会機構にも問題はある。「お願いします」と言わなくてもいい、「何円です」と言われたら、お金を出せばいい。袋にまで詰めてくれるので、自分ですることはほとんどない。便利になりすぎてしまった社会が、引きこもりのような現代病を蔓延《まんえん》させている温床になっているのだ。

以前は野菜ひとつにしても八百屋に行き、「おじさん、これいくら？　まけてくれよ」というようなコミュニケーションがあったが、今は何もない。すでにできあがっている総菜を買うだけでよい。すべてが受動的になってきている。コンビニやファーストフードの店で買い物をすれば、決められたお買い得商品がパックになっており、それを選ぶだけでいい。自分から積極的に何かをしなくても楽に生きていける。何も決められていないところで、自分で選んで何かをするという能動的なシステムが少なくなっているのだ。

「わたしは引きこもりで悩んでいます」と言って神経科の外来に来る人はほとんどいない。

引きこもり状態で、なおかつ自分で危機感を感じている場合は、軽いうつ状態だと訴える。自分が引きこもっていることを最初から言う患者はまずいない。

患者が引きこもり状態にあることは、カウンセリングを進めていくなかでわかってくる。職業を聞いても勤めていなかったり、経済的基盤を聞くと実家からの仕送りだと答えるからだ。自分から外来に来て、「引きこもりで外へ出られないのだが、何とかしてほしい」というケースは一人もいない。

最近は若者だけではなく、主婦の引きこもりも増加している。

子供の公園デビューに失敗したのを機に、外に出られなくなったという例があるが、これなどは子供の失敗を自分と切り離して考えることができず、自分の全能感が傷つけられたと感じたのだろう。

これと似た心理を呈するのが**「教育ママ」と呼ばれる母親である。彼女たちは子供に自分の生活のすべてを賭けているため、子供を通してのみ自分の存在価値を見出す。つまり、子供の成功を通して自分の価値を再構築しようとしているのである。**

このように子供の存在に依存してしまう母親というのは、夫婦生活がうまくいっていないことが多い。一概に断定することは危険だが、夫婦としての不満足感が、歪んだ母性本

能を生みだしてしまっているケースも少なくない。

●パラサイトシングル

結婚適齢期を過ぎても独立しようとせず、親元で独身生活を楽しんでいる女性を「パラサイトシングル」という。

掃除、洗濯、料理といった面倒な家事はすべて母親に任せ、給料のほとんどは自分のためだけに使う。結婚する意思がないわけではないが、今の生活よりも生活レベルが上がらなければ結婚する価値はないと考えている。

現在パラサイトシングルと呼ばれている女性の中心は三十代である。彼女たちが青春を謳歌した二十代はちょうどバブルの全盛期で、最高の贅沢を若くして経験してしまった。結婚しようと思っても、高すぎる希望を妥協することができず、欲だけがどんどん先行していくという状況になっているのだ。

もう昔のようなバブリーな生活が望めないことは彼女たちにもわかっている。しかし、希望レベルを下げることも、生活レベルを下げることもできない。そうしているうちにどん

どん年を取って、三十代後半になってしまう。

彼女たちが真剣に悩み始めるのは、四十代を目前にして出産を望めない状況になった時だろう。今さら生活の苦労などしたくないし、妥協もできない。結婚した友人には子どもがいて、子どもはかわいいと思うが、自分はもう産めないかもしれない。そうなってから「なぜこんな事になってしまったのだろう。自分は絶対にこういう状況になるはずではなかったのに」と嘆くのである。

ずるずると親の世話になっていれば、生活できないわけではない。将来に対する不安はあるが、親はまだ生きていて危機感を感じてはいない。これも引きこもり同様、反社会的生活様式を許容している親に責任の一端がある。昔は娘が結婚しないと、親が強制的に見合いをさせたが、今は親も危機感を持っていない。

社会環境的な要因も考えられる。同じ会社員でも四十代の独身女性がバリバリ仕事をしていたら、「どうして結婚しないの」と言われるが、同じ四十代独身でも男性なら、肩書や仕事の内容がたずねられる。

多くの企業には未だに学閥がある。しかし、「うちは東大と早稲田と慶応しか取りません」という企業でも女子社員の扱いだけは異なる。〇〇大学出身でなければ入社できないと言われる一流大企業でも、女性なら短大を出ていれば入社できてしまう。しかし、これは個人の能力を認めたのではなく、「女子社員はお茶くみをして、ある程度したら会社から出ていってほしい。だが受付だけには必要だ」という考え方で選考している。

若さと美しさに価値を見出されていた女性は、年を取ると人間性とは無関係に評価が下がる。周りからの評価は変わっても、自分のプライドと欲は変わらないので、三十歳になっても妥協するわけにはいかない。その結果として独身を通してしまう女性が多くなっているのである。

●パソコンネット依存症

ありのままの自分で他人と直に接することができず、ネットの中だけの人間関係に依存して生きている人をパソコンネット依存症という。

パソコンネット依存症の場合も、危機感を抱いて自ら神経科を訪れる人はほとんどいない。彼らは、自分の望みをすべてネット世界の中で叶えているため、悩みがないからだ。

パソコンネット依存症になるきっかけはさまざまだが、インターネットで何か情報を得ようとしているうちに、ネットの世界にはまってしまうケースが多い。

多種多様な情報が手に入ると、世の中で起こっている事をすべて知り得たような気になる。そのため、チャットサイトで会話をする事が、実際の人間関係より楽しく感じられるようになるのだ。自分をより大きく見せようとして、誇大な空想話をする人がいるが、チャットの世界ではそれが現実として展開できてしまうからだ。

チャットの世界では、たとえ嘘をついていても相手にわかる心配はない。他人と直に接していればすぐにわかるような嘘も、ネットの世界ではまかり通る。**パソコンネット世界の最大の魅力は、自分の全能感を傷つけられる心配をする必要がないことである。自分を大きく見せる快感に慣れると、嘘をつけない現実の関係に苦痛を感じるようになってしまう。**ある種の空想虚言症のようなものである。

もし「まずいな」と思っても、ネット世界での自分の存在をリセットしてしまえばいい。ゼロに戻して、また違う人格でスタートすればいいだけのことだ。

これはテレビゲームの影響も大きい。ゲーム世代の若者は少し挫折を経験しただけで「人生をリセットしてやり直したい」と思うが、テレビゲームが普及する以前は、人生をリセットするという考え方自体珍しいものだった。

実際には蒸発でもしない限り人生をリセットすることなどできない。しかし、ネット世界ではそれが簡単にできてしまう。

パソコンネット依存症は、携帯電話依存症と同一視されることがあるが、両者は明らかに違う。携帯電話依存症はある特定の相手と会話をしていないと不安になるというものだが、パソコンネット依存症は相手を選ばない。携帯電話依存症は、むしろパチンコ依存症に似ており、最大の特徴は、継続して行っているうちに脳内に快感物質が分泌され、止めると不安症状を起こす。一種の中毒症である。しかし、パソコンネット依存症は、中毒症的快感より、現実世界では決して得られない全能感の達成感を得る快感の方が大きい。

現在パソコンネット依存症と言われる人々が、将来的に重篤な心の病にかかる可能性がどれほどあるのかはまだ未知数である。しかし、**現実の人間関係を避け、社会生活を営めなくなる危険性は高いと思われる。**

● ストーカー

現在、個人情報はほとんど漏れていると思って間違いない。法的な規制を設けても、人

間が関与している以上、情報は必ず漏れる。そうした意味で、現代社会はストーカーの温床になっている。

以前、街行く人に携帯電話の番号を聞き、その番号からその人の個人情報がどこまでわかってしまうものなのかという実験を行うテレビ企画があった。驚くべきことに、携帯電話の番号ひとつでその人の住所や職業はもちろん、貯金額までわかってしまうのだ。番号を教えた女性は「〇月ごろ新しい恋人ができましたね」と言われ、「なぜ、そんなことまでわかるのですか」と困惑していた。その頃から急激に特定の番号との通話が増えているためと、その説明を受けた時の強ばった表情が印象的だった。

調査にかかった時間はわずか一時間半。それだけの時間で家族構成から交際範囲、その人の行動範囲までわかってしまう。これが犯罪捜査に応用された場合は、犯人の確定に役立つという利点もあるのだが、ストーカーのような人に漏れた場合、かなり悲惨な出来事を招くのは言うまでもないだろう。

ストーカーによる最初の事件は一九七〇～八〇年代にアメリカで起きた。憧れの女優の情報をパソコンから全部引き出したことから展開されたこの事件は、大量の情報を手に入れた犯人が、誰よりもその女優を自分は知っているという錯覚から始まる。犯人は現実と空想の区別がつかなくなり、ある日いきなり相手の自宅を訪れ、呼び鈴を鳴らした。ドアを開けた途端、見知らぬ相手から個人的なことをいろいろ言われたら、誰でもドアを閉めようとするだろう。ドアを閉められそうになった犯人は、逆上して拳銃を発砲した。これが世界初のストーカー事件のあらましである。

ストーカーの増加は、情報の流出傾向に比例している。情報が漏れなければ、調べる手だてがないのだからストーカーになりようがない。情報が簡単に手に入ってしまうために、その人とつきあっているという妄想に陥ってしまうのだ。

まったく面識のない相手を「自分にとって大事な存在だから、相手もそう思っているに違いない」と思いこんでしまう。その妄想は「私たちはつきあっている」とエスカレートしていく。

人間は相手のことを知れば知るほど、相手を身近な存在と認識していく。通常は、直接的接触のなかで相互にそうした認識が高まっていくのだが、**ストーカーには、自分が一方的に情報を得ているのだという意識が欠落している。自分と相手の関係を客観的に見られなくなると、自分の存在ばかりが大きくなり、自分の妄想が絶対的な意味を持つようになる。「自分はこの人のことを何でも知っている。だから、自分こそが一番の理解者なのだ」**

と思うようになってしまうのだ。

昔も、町で偶然見かけた女性に一目惚れして、家までついて行ったという話はよくあった。しかし、今ではその後の展開がまったく違ったものになってしまった。昔なら一目惚れから恋が始まるというのも、ありえない話ではなかったが、今はそういう行為から始まった恋は、とんでもないストーカー話になっていく可能性が高い。昔と今の違い、それは情報が漏れやすいということだけでしかない。

未知の相手にストーカーされるより恐ろしいのが、別れた恋人など知人がストーカーになるケースである。ストーカーは、相手の気持ちが変化し、恋人関係を解消しようとしているのに、自意識が強くそのことが認められない。面と向かって、「もうあなたとはおつきあいできません」「他に好きな人ができました」というワンステップがあっても、それを事実として受け入れられないのだ。

この場合も多くの個人情報を既に知っているため「彼女は絶対に自分のことを愛しているはずだ」と思い込む。自分に都合の悪いことを受け入れられない、現実を直視できないというのも、ある種の病気である。

ストーカーに対する対処で最も大切なことは、拒絶の意思を相手にはっきり伝えることである。例えば「今は忙しいから二ヶ月後に電話をかけてくれ」とか、「この一週間くらい忙しいから」と遠回しに断っても、ストーカーには通用しない。二ヶ月後なり一週間後に必ずまた電話がかかってくる。曖昧ないいわけをしている限り、相手の妄想は消えない。

特に日本人は、相手を傷つけないようにという優しい配慮から、婉曲な言い回しで拒絶の意思を伝えることが多い。しかし、これはストーカーに対して絶対にやってはいけないことのひとつである。

一概には言えないが、執着心が強く、尽くすタイプの人が、男でも女でもストーカーになりやすい。しかし、実際には誰がストーカー予備軍なのか見分けるのは非常に困難で、事実上不可能と言っても過言ではない。

【まとめ】

現代的な心の病は、どれも快感と強く結びついている。会社に嘘を言って同僚が働いている間に休む快感、全能感を否定される心配なく自分の考えを展開する快感、相手の個人情報を手に入れる快感。しかし、こうした刹那的な快感に心を奪われていると、その快感の先にあるものが何なのか自分では判断できなくなってしまう。そして最後には苦しくなっても止められない「病的」なものになってしまう。

会社に嘘を言って休むことの快感が、忘れられなくてズルズルと休み続けてしまうとか、全能感を満喫できるバーチャル世界での快感にとらわれて、現実的な人間関係を築けなくなってしまったのでは、正常な社会生活そのものを失うことになる。

刹那的な快感をいくら追求しても、生き甲斐や達成感といった「人生の喜び」には到達できないということを知っておいていただきたい。

第三章　神経科へ行こう

▼神経科、精神科、心療内科、メンタルクリニックの違い▲

基本的に神経科と精神科、メンタルクリニックに明確な差はない。病院によっては、閉鎖病棟（患者を隔離するための檻がついた病棟）がある場合を「精神科」、ない場合を「神経科」と区別しているところもある。しかし実際には、閉鎖病棟を有する神経科も存在しており、閉鎖病棟の有無だけで区別することはできない。単に「神経科」の方が「精神科」より、また「メンタルクリニック」の方が「神経科」よりイメージ的に良い、という理由だけで用いられている場合が少なくない。

「神経科」という名称は「神経内科」と間違われることがあるが、神経内科は心の病気を扱うところではないので注意しなければならない。神経内科は、神経麻痺やパーキンソン病など内科系の神経、つまり目に見える神経の病気を扱う科である。

最近増加傾向にある「心療内科」は、主に心身症（身体的疾患ではあるが、その発生に心理的要因が強く関与していると考えられるもの）を扱う科である。具体的には、胃潰瘍、過敏性大腸症候群、十二指腸潰瘍、片頭痛などその病態形成に心理的要因が深く関与していると診断されたものについて、特に心理面を重視して治療を行う。簡単に言うなら、神経的なものからきた身体の病気を診るのが心療内科である。しかし実際には、心療内科でも精神科で扱うべき患者の治療も行われており、明確な区別はしがたい。

これらの医療機関で扱われる心の病は、内因性、心因性、外因性の三種類に分類される。神経科、精神科ではすべての心の病を治療対象としているが、メンタルクリニックという名称を用いている病院は外来専門のところが多く、入院加療を要するような治療には向いていない。心療内科は、内因性の病気の治療を断るわけではないが、避ける傾向にある。

閉鎖病棟を有する精神科は、内因性の重度患者を抱えていることが多く、外来の待合室にも見るからに重度な患者がいることが多い。逆に心療内科は、重度の患者を避け身体的症状の治療を中心としたメンタルケアを行うので、待合室の雰囲気は内科外来に近いといえるだろう。

精神医療機関を受診する場合、どの医療機関を選ぶかは個人の自由である。治療法が医療機関によって異なるわけではないので、あまり名称にこだわる必要はない。大切なのは、早く治療することである。

選択に悩んだ場合は、神経科、メンタルクリニック、心療内科の中から選ぶのが妥当だろう。**初めて精神医療機関で受診する場合は、大きな大学病院の外来より個人病院に行くことをお勧めする。**大学病院は待ち時間も長く、待合室の前をいろいろな人が行き交う。初めての人は待合室に座っているだけで大きなプレッシャーを感じてしまう可能性が高い。

最近は大学病院の神経科も、外来待ちに気を遣い、他の患者や通りすがりの人から見られないように工夫しているところも多い。だが、そうした配慮を可能にするために、神経科病棟だけが別棟になってしまっているところもある。これは他人にみられないという安心感がある反面、別棟になっていることで、心の病気の患者に対する無言の区別化を味わってしまう患者も少なくない。

その点、個人病院は完全予約制のところが多く、待ち時間が短いうえ、待合室でほとんど他人と一緒になることはない。

同じ個人病院でも、神経科や精神科とあまりあからさまに書いているところよりは、入りやすい雰囲気作りを工夫しているところをおすすめする。個人病院の場合、建物の外観や名称、システムなどに、どれだけ患者に配慮しているかが表れている。細かい配慮がなされているところほど、患者のプライベートを大事にしてくれるということである。

▼カウンセラーという職業▲

患者の中には、最初から神経科を受診することにどうしても抵抗を感じ、カウンセラーに相談するというケースも少なくない。しかし、カウンセラーで受けられる治療は、精神科、神経科による治療行為とは根本的に異なる。そのことをはっきり認識したうえで、受診することが、自分の望む治療を受ける早道といえるだろう。

まず第一に、はっきりさせておきたいことは、カウンセラーは心の病を治療することを目的としてはいるが、医師ではないということである。カウンセラーが行うのは主に「支持療法」と呼ばれるもので、患者の悩みを共感的に理解し、受容する態度を示すことによって、患者自身の悩みの構造や解決策を明らかにしていくことである。もちろんカウンセラーは心理的なことを専門に勉強しているので、人生の壁にぶつかった時の良きアドバイザーになってくれる。

ストレスが溜まっていて苦しい状態ではあるが、自分でもすでに答えがわかっている。ただ誰かに話を聞いて、支持と同意がほしいという時に、カウンセラーに相談することは非常に有効といえる。

精神科、神経科の医師は、患者の精神状態を正常に戻し、日常生活に生じている支障を取り除くことを目的とした治療を行う。そのため、精神科医は必ずしも患者を支持するとは限らない。治療に必要だと判断した場合には、たとえそれが患者にとって非常に嫌なことであってもはっきりと指摘する。それは患者が精神的に成長するために必要だと判断したから指摘するのである。ときには、治療者が本心ではそう思っていなくても、治療にとって必要であれば、心を鬼にして酷なことも言う。それが精神科医の治療上のルールである。十年後に「あぁ、先生はこのことを思ってあの時にああ言ったのか」と気づいてもらうために、あえてきついことも言うのが精神科医である。

自分の心の変化がわからず、さまざまな症状に悩み苦しんでいる場合は、精神科、神経科を受診する方が適している。しかし、精神科、神経科は人生相談をする場所ではない。**同じ悩んでいる人であっても、ある程度自分の答えは決まっているのだが、踏ん切りがつかず、他人からの支持や長時間話を聞いてもらうことを求めている場合は、カウンセラーのところへ行った方が良い。**

カウンセラーは、自分を絶対に支持してくれる友達と考えるといいだろう。カウンセラーのところへ行って「それは違うよ」と自分の考えを否定されることはまずない。それは、カウンセラーの仕事が相談者の支持であり、相手を満足させることが要求される職種だからである。患者はカウンセラーに話すことによってストレスを解消し、安心感や満足感を得る。これがカウンセラーの最大の目的なのである。

日本のカウンセラー制度は、欧米のように確立されていないため、いろいろと誤解や問題も多い。そのひとつが、会計の不明瞭さである。カウンセラーは医師ではないため、健康保険が適応されない。神経科の場合、薬を処方されても保険が適用されるので患者の金銭的負担は比較的少なくて済む。しかしカウンセラーの場合、保険が適応されないうえに、料金の基準となるものがなく、相談内容に関わらず時間単位で料金設定がなされているところが多い。カウンセラーに対する報酬をどうとらえるかは、個人差もあり一概には言えないが、「これぐらいは当たり前だ」と思う人がいる反面、「こんなに高いのか」と感じる人がいることも事実だ。

神経科の場合、保険診療を行っている以上、「いつまでに治す」と患者に告げる「責任」がある。

どんな心の病であっても、最低三ヶ月である程度の答えを出さなければならないと私は考えている。しかしカウンセラーは、医師ではないので相談者の病状が改善されなくても責任を問われることはない。

以前、息子の家庭内暴力に悩んだ父親が、カウンセラーの指導に従い状況の改善を試みたが、一向に改善されず、思いあまって息子を手にかけたという悲惨な事件があった。そのようなケースでも、カウンセラーの指導に問題があったのではないかという責任追及に発展することはなかった。もともとカウンセラーには責任が課せられていないからである。

精神科医もカウンセラーも最終的な目的は、患者の心の病を治すことである。両者は共に「カウンセリング」を行うが、そのアプローチ方法には大きな違いがある。どちらが優れているということではない。それぞれのアプローチ方法にメリットがある。そのことを当時者である患者がはっきりと認識し、自分の病状に適した医療機関を選ぶことが望ましい。

神経科で治療した方が良いのか、カウンセラーに相談した方が良いのか迷った時は、神経科を受診し医師に相談することもひとつの方法である。精神科医が「この患者はいろいろと話した方が良い」と判断した場合、カウンセラーに行くことを勧めるということは決して少なくない。

本当ならばその際、カウンセラーに患者の状態を申し送り、治療に対する指示を出すことが望ましいのだが、現在の**精神医学界**では、**精神科医**、カウンセラー、**心理療法士の連携**や、**それぞれの特性を生かした役割分担が確立されていない**。そのため精神科医とカウンセラーの**連携も必ずしもベストな状態**にあるとは言い難い。**患者の病状に合わせ**、**両者が協力しあえるシステムと環境を整備することが**、**これからの精神医療の課題のひとつと言えるだろう**。

▼神経科に来る心構え▲

神経科を受診する前に理解しておいていただきたいことに、**神経科は人生相談をする場所ではない**ということがある。患者から延々と人生相談をされて、回答に困るケースは決して少なくない。延々と自分のことを語っても、それは精神のマスターベーションのようなものでしかなく、神経科に来て行う必然性はない。もちろん治療者は、外来にくれば一通りの話は聞くが、**人生の問題は最終的には自分で判断していかなければならない**。

難しい専門用語をやたら使って、自分の心理状態を分析してほしいと言われることもあるが、これも神経科の目的とは大きくかけ離れている。

知識を持った女性に多いのだが、「私はフロイト、ユング、ラカンを勉強しました」と始まり、一生懸命心理学の話をして帰っていくのである。そういう患者は、自分の中にある不安感を学問的な用語で埋め尽くすことによって解消しようとしているのだろうが、そんなことをしても実際には何の治療効果もない。**自分の心理状態を学問的に知ることよりも、現実的にきちんと早く起きて、規則正しい食事をすることの方が健全な日常生活を送るためには大切である。**

神経科の仕事は、心の病に苦しむ患者がいて初めて成立する。何も悩みを持っていないのに「心理状態を分析してほしい」と言われても、お門違いだと言わざるを得ない。

心の病の原因は患者により千差万別である。そのため何が患者にとってストレスになっているのかを知らなければ、適切な治療は行えない。**患者の所属している社会環境、生活環境、性格や心理状況など、治療に必要な情報を得るために精神科医はカウンセリングを行うのであって、心理分析を行うために話をしているわけではない。**

▼どういう時に神経科へ行けばいいのか▲

精神科や神経科というのは一般の人にとって敷居が高いらしく、「どのような症状が現れたら受診してもいいのか」という質問を受けることがある。

どのような症状であってもかまわない、というのが私の答えである。通常の精神状態と異なる症状が現れたら、たとえそれがどんな些細《ささい》なことであっても受診することをお勧めしたい。

何となく元気が出ない、人前に出ると手に汗をかく、夜眠ることができない。これら一見すると些細な症状の陰にも、心の病が深く根を張っていることがある。少しでも「普段の自分とは違うな」と気になった時には、迷わず専門医に相談することだ。

保険診療を行っている病院なら、費用もさほど高くはない。一回の診察料は薬代も含めて二、三千円程度である。薬局に行き薬を購入するよりも安いうえ、処方された薬についての効果や副作用など詳しい説明を受けられるので安心して薬を服用することができる。さらにカウンセリングで悩みを聞いてもらえるので病気の進行程度や治療期間の目安もわかり、不安感から解放されるといいことずくめである。

心の病の症状は、たとえ同じ病名がつくものであっても個人によって現れ方が異なる。したがって「このぐらいでは神経科に行ってはいけないのではないか」と心配する必要はまったくない。**心の病も身体の病気同様、早期発見・早期治療が基本である。**少しでも異常を感じたら、一人で悩まずに専門家に相談していただきたい。

▼良い医師選びのポイント▲

精神医療機関は、美容整形と同じで口コミで名医が広がることが少ない。精神医療機関にかかることは恥ずかしいことだという先入観が根強くあるからである。

自分がかかっている医師の善し悪しを知りたければ、三ヶ月ぐらいでどの程度症状が良くなるか尋ねてみることである。「わからない」と答えるような医師であれば、そんな医師にはかからない方がいい。**治療期間の目安も言えないような医師に、治療意欲があるとは到底思えないからだ。**治療期間が三ヶ月もあれば、心因性の病ならほとんど完治させることができる。なかには長期治療を要する患者もいるが、少なくとも方向性を出すことは充分にできる。

故障した車を修理に出し「どれぐらいでなおりますか」と尋ねたところ、「さあ、どれぐらいでしょうか」**と答えるような工場に修理に出す人はいない。それと同じである。**

「患者さん自身の力で治っていただくのです」と言う医師も避けた方がいい。「自分が治しているのではない。患者さんの治す力を引き出しているだけですから」と宗教家のような発言をする医師である。一見するとこのせりふは謙虚に聞こえるが、医師は患者を治療してお金をもらっているプロである。プロである以上、宗教家のようなことを言って逃げるのは無責任ともいえる。**治療者は、きちんと結果を出す「職人」であるべきなのだ。**

精神医療の現場にこのような医師を生み出す原因は患者サイドにもある。

心の病の場合、患者の方にも「治らなくても仕方ない」というあきらめがあるのか、いつまでも治らなくても医師に苦情を訴えることが少ないのである。

修理に出した車がいつまでもなおらなければ、クレームを出す。風邪をひいて内科にかかって三ヶ月も治らなければ「なぜ、治らないのか」と不安を訴える。心の病であっても、結果が出せない医師には患者がはっきりと苦情を言った方がいい。今、自分はどのような状態にあるのか、今後の治療計画は立っているのかといったことを確認するのは患者の当然の権利である。

投薬治療を始めて一ヶ月ほど経過していれば、治療者にはその後の展開はだいたい予想がつく。治療を始めてから、実は病気の根が深かったことが分かるというケースも確かにある。そうした場合には「三ヶ月と言ったけれども、もうすこし長くなりそうですね」と、経過や病状をきちんと説明する必要がある。

良い病院を選ぶ最大のポイントは、現在の状態（心の筋肉の付き具合）を説明してくれる医師を選ぶことだろう。他にも、病状を説明する、処方した薬の説明をする、具体的な治療計画、治療日数を説明する、患者のプライベートを守る空間があるかどうかも重要なポイントだろう。

▼良い医師は心の筋肉の名トレーナー▲

患者の心の筋肉が今どの程度あるのか。どのようなトレーニングマシンを与えるのが最もいいのか。同じマシンでもどの程度の負荷をかけたトレーニングをするのが良いのか。そうしたことを総合的に判断するのが精神科医の仕事である。

実際にトレーニングジムに行ったと仮定すると、分かりやすい。ジムにはさまざまなトレーニングマシンが並んでいる。自分一人では、どのマシンを使ってどこの筋肉を鍛えればいいのかさえ分からない。

そうした時トレーナーがやってきて、「どうですか。じゃ、軽く体力測定してみましょう」と言う。「はい、今あなたはこれくらいの体力ですね。ではこのマシンを使った後に、このマシンを何回ずつやってください」とトレーニングメニューを組む。トレーナーがいれば、どれぐらいで筋肉がつくのか、具体的な個別指導を受けることができる。

心の筋肉を鍛える場合も同様である。**医師をトレーナーだと思えばよい。数あるトレーニングマシン（＝薬）の中から、最も適したものが選ばれ処方される。**

この薬とこの薬を一日何錠ずつ何回服用する、と処方するのは、「あなたにはこのマシンをこの負荷で一日何回トレーニングするのがよい」と言っているのと同じである。

精神科医は「心の筋肉トレーナーである」と私がいうのはこのためだ。

実際の筋肉トレーナーに能力差があるように、心の筋肉トレーナーにも能力の差はある。能力の低いトレーナーは、最初から重いトレーニングマシンを使わせて、筋肉痛（薬の副作用）で苦しめたり、逆に軽すぎるトレーニングマシンをいつまでも使わせて「いくらやっても筋肉がつかない（＝症状が改善しない）」と患者のやる気を萎えさせてしまう。

良いトレーナーは、最初から適切なマシンで適度なトレーニングメニューを組み立てられる医師と考えられる。

どんな名トレーナーであっても、完璧ということはない。そのマシンを指示通りに使っていて不都合を感じた場合は、はっきりとトレーナーに伝えた方がよい。そのうえで、「ではこれに変えてみましょう」ということもあれば、「あなたの心の筋肉を鍛えるにはどうしてもこのマシンしかない。最初はきついかもしれないけれども、我慢して使ってください」ということもある。

マシンにはそれぞれ特性があり、ある筋肉を鍛えるにはどうしてもこれでないとダメだという場合がある。最初はすごく辛く、筋肉痛も出るが、それが本当に適したものであれば、一週間程度で必ず症状の改善がみられ、心の筋肉が鍛えられたことを実感できるだろう。いずれにしても、医師とコミニュケーションを取りながら、納得がいくまで説明を聞いてもらえることが必要である。

▼精神科医の治療責任▲

医師には担当した患者の治療に結果を出す責任がある。これは神経科の医師であっても同じである。もしも、「なにしろ精神の病ですから、いつ治るかはっきりしたことはわから

ない」と言うような医師がいたら、それは医師としての責任を放棄していると言っているのと同じである。

神経科の医師は他の科の医師から楽な仕事だと思われる傾向にある。それは精神科医の姿勢にも責任の一端がある。**精神科医は、楽をしようと思えばいくらでも楽ができてしまう職種**だからだ。同業者としては非常に残念なことだが、どこかの病院の院長になり、学校の先生のように何人かの医師を雇って、自分はほとんど診療に携わらない精神科医も実在する。何の治療行為もしないまま病棟にいる慢性の患者を診ているだけで済んでしまうのだ。

内科医が自分の患者を月に三十人持てるとすると、精神科医は患者が慢性患者ばかりであればその五倍の百五十人まで担当することが可能である。

普通の医師の勤務態勢は週に六日、それに対し、精神科医は週四日程度で倍以上の患者を診ることができる。勤務時間が少なくとも、給与面では担当患者数が実績となるので、結果、給与面では優遇される。一部にはそうやって楽をしながら、金儲けをしている精神科医がいることは否定できない。

▼薬が心の病に効く理由▲

人間の精神状態は、脳の神経伝達物質と密接に関係している。したがって神経伝達物質を調整する薬を処方することによって、精神レベルをある程度コントロールすることができる。

神経科で処方される薬は大きく分けて三種類ある。まず一般的に「精神安定剤」と呼ばれる《マイナー・トランキライザー》。さらに分裂病など重篤な心の病の場合に処方される《メジャー・トランキライザー》。そして、うつ病に処方される《抗うつ剤》である。

一章で心の病と神経伝達物質の関係を車のスピードに例えて説明したが、これは薬の働きを知るうえでも大切なことなので、もう一度説明しておきたい。

神経伝達物質が情報を正しく伝達する、つまり車に例えるなら、快適なドライブを楽しむには適正な速度というものがある。適正速度を40キロとした場合、常に40キロで走行していられれば問題はないが、環境的要因(ストレス)によって速度が速くなったり遅くなってしまうことがある。**適正速度より少し速くなってしまった状態が「神経症」、逆に少し遅くなってしまったものが「うつ状態」**といえる。

適正速度40キロのところを、時速50キロや30キロで走っていたのでは、正常に物事を判断することはできにくくなる。こうした時に、神経伝達物質の速度を調整する働きを持つ薬を処方するのである。この神経伝達物質の速度を適正速度に調整する薬が、マイナー・トランキライザーである。

適正スピードとの誤差が10キロ程度の場合は、マイナー・トランキライザーで適正速度に整えることができる。しかし、あまりにも差が開いてしまうと別の薬が必要となってくる。

分裂病は、例えるなら時速200キロという猛スピードで車が暴走している状態である。この場合には、**急ブレーキをかけられるような強い薬**が必要となる。この急ブレーキの働きをする薬が「**メジャー・トランキライザー**」と呼ばれる強い安定剤である。

一方**うつ病は、時速5キロ以下という超低速で車が走っている状態である。**この場合は分裂病の場合とは逆に、**大幅に加速させるための薬**が必要となる。それが「**抗うつ剤**」である。

ひと口に薬と言っても、まず大きな区分けではメジャー・トランキライザー、マイナー・トランキライザー、抗うつ剤の三種類があり、それらはまたさらに薬の強度によって細かく分類されている。現在認可が下りているマイナー・トランキライザーだけでも百種類以上あり、精神科医は患者の病状や体質に合わせ、それら数多い薬の中から、最もふさわしい薬を処方しているのである。

▼精神科医は心の筋肉トレーナー▲

内因、外因など特別な原因がない限り、社会生活によるストレスによって引き起こされる神経伝達物質の変化は、スピードで例えるなら、適正速度40に対しプラスマイナス10キロ程度である。この状態が心因性の心の病である。

そして、心因性の心の病であれば、心の筋肉を鍛えることによって克服することができる。

人は思い出したくないような嫌な経験をすると、その記憶を無意識の中に封印する。無意識は例えるなら蓋付きのポケットのようなもので、普段は蓋が閉まっているが、ときどき蓋を開けて中身を風化させていく。無意識ポケットは無尽蔵ではなく許容範囲がある。トラウマというのは、この無意識ポケットの中にベタッと貼りつき風化しにくい「思い出したくない嫌な記憶」のことである。トラウマが無意識ポケットの中にべったり貼りついてしまうと、ポケットの容量は減少する。容量が減少していると、普段より蓋は閉まりにくい状態になる。

普段なら、多少嫌なことがあっても、無意識ポケットの中に入れておけば、いつのまにか風化してなくなってしまう。ところが無意識ポケットの容量が少ないと、些細なストレスでも、入りにくくなる。やっと入ったとしても、蓋が開きやすくなっているので、無意識ポケットに入れたはずのストレスが何度も顔をのぞかせ、必要以上に苦しむこととなる。

こうした時、無意識ポケットの蓋が不用意に開かないように押さえるのが心の筋肉の働きである。

神経伝達物質との関係で言うと、心の筋肉が最もよい状態で力を発揮できるのが、時速40キロという適正速度で走っている時ということになる。薬を服用して神経伝達物質を整えることが精神状態を整えることに繋がるのはこのためである。

心の筋肉が弱まり無意識ポケットの蓋を押さえきれなくなった時、人間は神経症やうつ状態、心身症などのさまざまな心の病に悩まされる（ただし、内因性、外因性など別の病因がある場合はこの限りではない）。

心の筋肉を鍛えるのには、いくつかの方法がある。一章で紹介した行動療法もそのひとつである。しかし行動療法だけで心の筋肉を鍛えるには、あまりにも時間がかかりすぎる。複雑な現代社会の中で、最小限の労力で最大限の効果を得られるのは、**心の筋肉を鍛える効果を持つ薬《マイナー・トランキライザー》を服用することである。**

この場合、薬は心の筋肉を鍛えるためのトレーニングマシンの働きを持つ。現在現れている症状を改善すると共に、この薬を一日三回服用すれば、一日三回、心の筋肉を鍛えていることとなる。

マイナー・トランキライザーの種類は何十種類もある。つまり、さまざまな種類と負荷を供えたトレーニングマシンが何十種類もあるということだ。負荷の軽いものから重いものまで、またあらゆる種類の筋肉を鍛えるものがあると考えていただきたい。

神経科の医師が診察し薬を処方するということは、患者の心の筋肉の状態や弱り具合を見て、最もトレーニング効果の高いマシンを提供するということに等しい。

患者に適したマシンでトレーニングを続ければ、二〜三ヶ月で心の筋肉は太くなり、ストレスをねじ伏せることができるようになる。そこまでいけば、もうトレーニングマシンを使う必要はない。これがいわゆる「完治した」という状態である。

薬の服用を止めてしまうと、心の筋力がまた低下してしまうのではないかと心配する必要はない。理想的な状態を薬の力を借りて何度も作っていると、人間の身体は自然に理想的な状態を維持するようになっていく。もともと人間には、身体的にも精神的にも理想的な状態を維持しようとする能力が備わっているからだ。薬はそうした人間がもともと持っている力を助けるものなのである。

▼薬はお酒より安全▲

一般の方の中には、薬を一度でも使ってしまうと依存性が生じ「薬なしには生きていけなくなるのではないか」という恐怖感をいだいている人が多い。

「私は薬を飲まずに何とか治していきたい」と、**かたくなに訴える患者もいる。**しかし、**現在、精神科・神経科で処方される薬のほとんどは習慣性もなく安全性の高いものばかりである。**確かに化学薬品である以上、多少の副作用があることは否めないが、許容範囲のうちといえる程度のものばかりだ。

私たち現代人が毎日食べている食品の多くには、大量の防腐剤や添加物が含まれている。

毎日のようにアルコールを飲むという人も少なくないだろう。
アルコールは古くから一般的な嗜好品なのであまり認識されていないが、アルコールは人間の身体にとって決して良いものではない。その証拠にアルコールを皮膚にたらすと皮膚は赤くなり炎症を起こす。飲酒するということは、それを粘膜の中に直接入れるのだから身体によいはずがない。

アルコールを摂取すると神経が麻痺し、楽になったような気分を味わうことができる。だが、これは現実逃避でしかなく、極論を言えば麻薬と何ら変わらない。アルコールによる中毒症状のため正常な社会生活を営めなくなって苦しんでいる人は大勢いる。

私は十七年ほど医療に携わっているが、医師が処方した薬を正しく服用していて中毒症に陥ったという例はひとつとしてない。

安定剤を大量に飲んで自殺を試みた患者はいたが、アルコールと一緒に服用しなければ死亡することはない。以前は睡眠薬を大量に飲んで自殺を図るという話が、小説ネタに使われていたこともあって「睡眠薬は怖い」というイメージが社会的に定着してしまったが、現在認可されている睡眠薬は、大量に服用してもそれだけで死に至ることはない。

冬に山の中へ行って、睡眠薬を飲めば凍死して死ぬが、百～二百錠も睡眠薬を飲んでも通常は死に至ることはない。吸収されなければ排泄されるだけである。睡眠薬を大量に服用して自殺を図った場合、病院は必ず胃洗浄を行うが、すでに薬は身体に吸収されてしまっている場合が多く、効果は気休め程度である。

▼薬との正しいつきあい方▲

治療を成功させるためには、治療者と患者の間に信頼関係が確立されていることが必要不可欠である。治療者からすれば、処方した薬をきちんと服用することが患者を信頼する最低条件である。

持って帰った薬を、「どうせ金儲けでやっているのだろう」と服用しなかったり、三回のうち二回しか服用しなかったりするということは、決められたトレーニングメニューを放棄するに等しい。

患者が正直に、「薬をきちんと飲みませんでした」と申告してくれる場合はいいが、黙っていれば治療者は薬を指示通り服用したという前提のもと、次の薬を処方することになる。これはとても危険なことである。

治療者は患者の言葉を信用してトレーニングメニューの微調整を行っている。

例えば、「一回飲んだけれども、ふらふらになってしまった。こんなものはもう飲めない」と言われれば、それをその患者の基準線のひとつと見なして処方を変えていく。そのためにカウンセリングの際に、身体の報告をしてもらっているのである。**処方した薬を服用した結果は、患者による自己申告に基づいている。このトレーニングマシンを使ってどうだったのか。それは本人にしかわからないことだからである。**

治療者はあくまでも経験から予想して薬を処方している。その当たる確率が高いのが名医ということになるのだが、自分の担当医を名医とするか藪とするかは、患者自身の正直な申告にも関わっているのである。

▼精神治療薬に対する偏見と誤解▲

精神治療薬や睡眠薬が危険だという潜入観念は根強い。しかしこれは、すでに前時代的偏見だとしかいいようがない。

精神治療薬には何十年もの歴史があり、その発展過程で危険性の高い薬が数多く出回っていたことは事実である。実際に麻薬まがいの薬が数多く使われた時期もあった。しかし、現在は薬の開発も進み、効果も安全性も高い薬しか使われていない。

睡眠薬も危険なイメージが根強く残る薬のひとつだが、これは昔の睡眠薬が睡眠中枢自体を麻痺させる働きをする薬品だった時代の名残である。

人間の脳の中心には「睡眠中枢」という箇所があり、そこを麻痺させると眠くなる。この睡眠中枢自体を麻痺させる薬は「バルビツール系」と呼ばれる薬で効果は高かったのだが、中毒性を持っていた。以前はこうした薬が認可され、「睡眠薬は中毒になる」というイメージが定着してしまった。しかし現在はバルビツール系の睡眠薬はてんかんの薬の一部を除いて、認可されていない。

現在認可されている睡眠薬は、「ベンゾジアゼピン系」と呼ばれるもので睡眠中枢のすぐ外側を麻痺させるため、効果も高く中毒性もない。

睡眠薬は怖いので「寝酒」をとるようにしている、という話をよく聞くが、これも大きな誤解である。

アルコールを摂取して眠くなるのは、大脳皮質が麻痺するからであって、アルコールが直接睡眠中枢に働きかけているわけではない。

また、アルコールは耐性があるため、寝酒が習慣化するとより酒量がどんどん増えていき、大量のアルコールを摂取しないと眠れなくなってしまう。その結果、肝臓に負担がかかり、内臓疾患を引き起こす危険性を持つ。依存性もあるので中毒になる危険性も高い。つまり「眠れない」時には、飲酒をするより神経科へ行き睡眠薬を処方してもらった方がよほど安全性は高いのである。

▼薬の副作用について▲

神経科で処方される薬の副作用で最も多いのは「眠気」である。

抗うつ剤の場合は、「口の渇き」が顕著なもののひとつと言えるだろう。ホルモン動態に作用する場合、女性だと「乳汁分泌」、「生理が止まる」ケースもある。

強い薬になると副作用は言い出すと切りがない。手の震え、尿が出にくくなる（ひどくなれば尿閉もある）、また「ダブルビジョン」と言われる物が二重に見えるという例も報告されている。しかし、これらはあくまでも強い薬を多量に服用した場合である。

精神科・神経科の場合、病気によってはどうしても大量の薬を服用しなければならない

場合がある。例えば、分裂病の急性期には一般的には信じられないほどの量の薬を投与する。通常はそれほど大量の薬を投与すると、肝臓や腎臓など臓器に障害が現れるのだが、そうした患者の場合は身体が薬を欲しているため、副作用が現れることはほとんどない。重度の分裂病患者の中には、大量の薬を服用しているケースがあるが、それによって身体的な異常が現れることは少ない。

正常な人にそれだけの薬を服用すると、肝臓障害を起こしたり重篤な副作用が必ず現れる。**不必要な薬を大量に服用すれば副作用が現れるが、最小限度の薬ならば身体が悪くなるような副作用は現れにくい。**

外来で処方される薬の場合、それほど大きな副作用を心配する必要はない。最初は眠気を感じても、慣れるに従いだんだんと眠気を感じなくなる薬も多い。副作用に関し不安を感じた場合は、担当医に相談すれば、充分な説明をしてもらうことが可能である。「服用して一週間目は副作用が現れるが、一週間目には軽減する」とか、「人によっては三日で眠気がなくなったという人もいるが、ある程度の眠気は持続する」など、どのような特性を持った薬なのか説明を受けることが可能である。そのうえで、副作用が生活の障害になる場合は、その旨を医師に伝え、処方を変えてもらうようにすればよい。

また、そうした時にすぐに対処できる医師でなければ、良いトレーナーとは言えない。これも大事なポイントである。

▼薬に関するよくある質問▲

次に実際の質問をいくつか挙げて説明しましょう

【質問1】

「神経科で処方される薬には中毒性があると言われていますが、何ヶ月も飲み続けても大丈夫なのでしょうか」

【回答】

精神治療に用いられる薬の中には、中毒性を持つ薬が存在することは事実である。しかし、そうした中毒性を持つ薬を処方しなければならないケースはごく少数に限られている。神経症やうつ症状で来院する一般の外来患者に、そうした薬が処方されることはないので安心して服用してもらいたい。

中毒性のある薬を処方する必要がある場合、治療者は必ず患者本人もしくは患者の家族にきちんとした説明を行い、その同意のもと処方している。

【質問2】

「神経科で出していただいた薬を飲んでいますが、風邪を引いた時など市販薬を一緒に服用しても大丈夫でしょうか」

【回答】

一般に市販されている薬ならば、一緒に服用しても何ら問題はない。

病院で処方された薬でも、内科などで出されたものならほとんど心配ない。どうしても不安な場合は、神経科の担当医に相談するか、あらかじめ内科を受診する時に現在服用している薬名をきちんと告げることである。

ただし、他の神経科で処方された薬との併用は危険性があるので避ける必要がある。いくつもの神経科をはしごした経験を持つ患者の中には、各病院で処方された安定剤の残りを取っておくケースが見られるが、これは現在通院している病院から処方された薬との併用や誤飲に繋がるので絶対に避けていただきたい。

第四章　投薬治療の実際

症例1 《うつ病》 会社員 32歳 男性

ひどいうつ状態を自覚するようになったのは、三十二歳の時でした。学生時代からうつ症状が現れることは何度かあったのですが、就職した頃から次第に症状が重くなっていき、仕事に対する責任感から眠れない日が続くようになりました。会社も休みがちになり、このままではいけないと、神経科へ行く決心をしたのです。

原宿メンタルクリニックで治療を受けたのは、責任ある仕事を任され、ストレスがピークに達していた時でした。苦しくてたまらず、いっそ死んでしまった方が楽になるのではないかと考えたこともありました。

診断の結果、私の病気は内因性の可能性が高いとのことでしたが、投薬療法で改善すると言われ、今の最悪の精神状態から逃れられるのなら、と処方された薬を信じて飲み続けました。

薬の効果が現れたのは、治療を始めて二週間ほどでした。環境や仕事の内容に変化がないにも関わらず、ほとんどストレスを感じることなく仕事をこなせるようになっていったのです。

すっかり調子が良くなった私は、先生に「もうそろそろ薬をやめてもいいのではないですか」と、治った気になって尋ねました。ところが、私のような内因性の病気の場合は、薬を長期にわたり飲み続け、病気をコントロールし続けることが必要だというのです。

正直なところ少しショックでした。しかし、なぜ薬を飲み続ける必要があるのか、糖尿病や痛風のような内科の病気にも、同じように長期にわたり薬でコントロールすることが必要な病気もあり、私の場合もそうした病気と同じように、コントロールすることが最善の治療法であることを、納得するまで説明してくれました。こうした丁寧な治療説明で、私がそれまで持っていた薬を飲み続けることに対する嫌悪感や恐怖感は払拭することができました。

今は薬と二人三脚で、病気をコントロールしていきたいと思っています。

【治療経過】

この患者の場合は、内因性の病気だったため、本人に適合する薬を見つけることで、症状を抑えることができた。薬は安定剤と抗うつ剤を処方したのだが、抗うつ剤は飲みづらいうえに、効果が現れるまで多少時間がかかる。うつ病の場合、最終的には最低限必要な薬だけにしていくのだが、治療の初期段階では、患者に適合する薬を見つけることが治療を成功させるうえで最も重要なカギとなる。

内因性の病気は、過去に同様の病気を経験した家族がいた場合、その家族が服用していた薬を処方することが本来は望ましい。しかし、残念なことに過去に服用していた薬の記録を残しているケースは極めて少ない。以前は抗うつ剤の種類も少なく、患者にあった抗うつ剤の選択にも限りがあったが、現在は安全性も効果も高い抗うつ剤が多数存在し、投薬療法の成果も格段に高くなってきている。

病気が内因性のものだった場合、遺伝する可能性があり、治療の過程でどのような薬を服用したのか記録を残す必要がある。これからは、家族の病歴やその際に処方された薬の記録は非常に重要なものとなるだろう。

患者によっては、副作用があってもいいから効果の高い、いわゆる「強い薬」を最初から希望されるケースもあるが、基本的には薬は軽いものから処方していくのが鉄則である。最初から強い薬を処方すると、患者が薬に対して拒絶反応を起こす可能性が高いからだ。

どちらの場合も、患者に薬の必要性を充分に説明し、その人の生活のリズムにあわせて、薬を服用するうえで最も効果的な時間を決める。

内因性の病気であるうつ病の治療は、病気の特性を理性的に受け止め、患者自身が積極的に治療に取り組むためのインフォームド・コンセント（治療における詳しい説明と同意）が求められる。

長期間、薬を服用し続けなければならないということと、自分の病気が遺伝する可能性があること、内因性の病気の予後は、患者にとって非常にシリアスな問題として受け止められる。しかしそれと同時に、薬を服用し続ければ社会生活に支障がないこと、また家族に同様の病状が現れたとしても同じ薬を処方することで早期治療が可能なことなども、充分に説明する必要がある。

内因性の病気の場合、患者の家族へのインフォームド・コンセントはできるだけ早期に行うが、患者本人へのそれは、治療がある程度進み、治療者と患者の信頼関係が確固としたものになってから行う必要がある。薬に対する知識不足から、長期の服用に嫌悪感を示す患者も多いので、定期的に血液検査を行い薬の安全性を理解させることも重要となる。

内因性精神病の他にも糖尿病や高血圧、腎臓病など生涯にわたって薬をルーチンに服用し続けなければならない病気はある。うつ病もそうした病気同様、薬で完全にコントロールできるものだと理解させることが大切なのだ。内因性の心の病の場合、自己に対し劣等意識を持ちやすいので、その必要がないことも充分説明する。

患者の希望となるのは、病気が枯れる可能性についてだろう。心の病というのは時間の経過とともに枯れる（症状が現れなくなる）ことが多い。しかし、それはきちんと薬を服用し続けていった先の可能性である。現状では薬を服用しなければ病気をコントロールすることは難しいが、将来において病気が枯れる可能性があるということは、やはり患者にとっては大きな希望となる。

症例2　《不安神経症》銀行勤務　24歳　女性

私が身体に不調を感じるようになったのは、銀行に入行して二年目のことでした。銀行の女子行員には、高卒・短大卒・四大卒の三種類の採用枠があります。そのため行内での人間関係は、思っていた以上に複雑でした。

私は四年制の女子大を卒業して入行したのですが、それまでいじめらしいことを経験したことがなかったために、次第に高卒・短大卒組のいやがらせに耐えられない辛さを感じるようになっていきました。

通常女子行員は、新人が最前列の接客係を担当します。これは経験豊富な行員が後ろの席で実務を担当するためなのですが、これが先輩にとっては、新人にいやがらせをする格好の場となっていたのです。

新人にとってこうした配置は、ただでさえ後ろから常に先輩に見られているというプレッシャーがかかるものです。そのうえ、自分と同い年の人がチクチクいやがらせをしてくるのですからたまったものではありませんでした。

それでも最初のうちはなんとか我慢していたのですが、そのうちにストレスが発散できないようになり、銀行へ行けなくなってしまったのです。私一人がいやがらせをされているわけではない、同僚の子は同じ環境の中で頑張っているのだから自分も行かなければと思うのですが、月曜日の朝になるとお腹が痛くなり出勤することができません。病院へ行ったところ、過敏性大腸炎ではないかと診断されて、内科にかかったのですが中途半端で治りません。

いろいろな病院の内科へ行きましたが、どこも結果は同じでした。そこで思い切って神経科を受診しました。診断結果は、「抑うつ状態です。薬を飲めば、二週間ほどで改善しますよ」というものでした。それまでどこへ行っても治らなかったものを、たったの二週間で治ると言われ、初めは信じられませんでした。それでも、「必ず改善します」という先生の自信に満ちた言葉に「薬を飲んでみよう」という気持ちになりました。

そして二週間後、私の症状は本当に良くなったのです。いやがらせをされなくなったわけでも、状況が変わったわけでもないのですが、今まではひどくストレスになっていたことが、自分でも不思議なくらい軽く受け止められるようになったのです。

その後も薬はしばらく続け、最終的には三ヶ月ほど飲み続けましたが、今は薬を飲まなくても大丈夫になりました。

【治療経過】

神経症の場合、マイナー・トランキライザー（心の筋肉を鍛えるための薬）を一定期間服用することで改善する。症状が完全に現れなくなれば、その後は薬を服用し続ける必要はない。

治療はただ薬を処方するだけではなく、カウンセリングと並行して行う。薬を服用していると、それまでストレスと感じていたことに抵抗を感じにくくなる。そうした精神状態に余裕のある状態で、患者の職場の人々がなぜいやがらせをするのか、いやがらせをする側の人間心理を説明していくのである。

高卒で入社した人は早くから仕事をしている、短大・四大卒の人と年齢は同じでも経験があり、仕事ができる。しかし、昇給のテンポは学歴のある短大・四大卒の方が早い。そこに不満を感じてしまうのである。不満のはけ口としては、最も高学歴の四大卒の新人がどうしてもいやがらせの対象となりやすい。このように客観的視点を与えながら、「逆の立場になったら、あなたも同じことを言うかもしれませんね。苦労している人はそう考えるかもしれないのだから、ここは大目に見てあげて、あまり気にしないように」とカウンセリングをする。なぜ自分がいやがらせをされたのかということを納得すると、心の整理がしやすくなるからだ。

薬を二週間程度服用することにより、ある程度心の筋肉が鍛えられ、ストレスに対する抵抗力がつき、少々のストレスなら心の筋肉で抑えられる。この患者の場合、二週間程で効果が現れ始め、三ヶ月間の投薬治療で完治にいたった。

この患者は、初期症状が消化器症状にあったため、胃腸に変調を感じたら、それが心の病の信号だと思って早めに来院することをすすめて、治療は完了した。

過去に治療を受けた患者は、再び変調をきたしてもその人の病状に合った薬をすぐに処方することが可能である。悩みを一から治療者に伝える手間が省けるので、治療は格段に早くなる。最も顕著なケースでは、薬の処方だけでカウンセリングをする必要なく終わることさえある。

ストレスの多い現代社会では、誰もが心の病にかかる可能性を持っている。心の病の兆しを自覚した場合、少しでも早く心の治療を受けることが、通常の社会生活に復帰する早道である。

症例3　《摂食障害》　主婦　28歳　女性

私が摂食障害になったきっかけは、夫に「太っている」と言われたのがショックで始めたダイエットでした。体重が落ちても、まだ自分は太っているのではないかと思ってしまい、怖くてダイエットを止められなくなってしまったのです。次第に食べること自体が怖くなり、ほとんど拒食状態にまでなってしまいました。

周りの人から心配されるようになった頃から、自分でも食べられないことに恐怖を感じるようになったのですが、食べてしまうとまた太るのではないかと思い、どうしてもきちんと食事をとることができませんでした。

そんな時に「食べてもすぐに吐いてしまえば太らない」という話を聞いたのです。私は「これだ」と思い、それまで食べたくても我慢していたものをいろいろ買いあさってきて食べ始めました。そして、お腹いっぱい食べたところで指を喉に入れて吐くのです。

最初のうちは吐くことに慣れていないため苦しい思いもしましたが、慣れてくると、いとも簡単に吐けるようになっていきました。

しかし、過食しては吐くということを繰り返しているうちに、私の心と体はボロボロになっていきました。このままではいけないと思いながら、自分では過食も嘔吐も止めることができず、思い切って神経科に相談したのです。

先生に処方していただいた薬を飲みながら、カウンセリングを受けるうちに、私の精神状態は少しずつ落ち着いていきました。二週間くらい経つと、吐く回数も毎食後だったのが、二回、一回と減っていき、一度も吐かずに過ごせる日が段々と増えていきました。

吐かなくなると精神的に安定してくるので、少しずつですが食事の量も減っていきました。その後も薬を飲みながら、生活面のアドバイスをいただくうちに食生活は安定し、カウンセリングを通して自分の容姿に対する間違った思いこみからも解放されることができました。

【治療経過】

拒食症や過食症といった摂食障害に陥るきっかけの多くが、ダイエットにあることから考えて、摂食障害になる人というのは、もともと食べることが下手な人ということができるだろう。

過食症の場合、ダイエットに失敗しリバウンドで太り始めた時に、身近な人間から「食べたものを吐いてしまえば太らない」と言われたのを機に、過食と嘔吐を繰り返すようになるケースが多い。吐くだけなら問題は少ないと思われがちだが、意図的な嘔吐が身体に与える影響は想像以上に大きい。

指には吐きだこができ、胃に入った食物が消化吸収されないうちに吐かれ、消化器の調子が悪化する。胃酸を多量に含んだ内容物を日に何度も吐くために、歯は酸で黒く変色する。歯が何本か変色し、怖くなって来院したというケースも少なくない。この患者の場合も指に吐きだこがあった。

嘔吐を繰り返している患者の場合、カウンセリングでは吐くという行為が身体に及ぼす悪影響を認識させ、危機感を持たせることが必要となる。神経科の投薬療法は、患者の精神状態に合わせて薬の処方を変えていく必要があるが、摂食障害の場合は特に頻繁に薬を見直すことが重要である。

摂食障害の患者は通院当初、元気がなく、ものごとを前向きに考えることが難しいうつ状態にあることが多い。必要以上に深刻にならないように抗うつ剤を交えた処方をすることが多い。

同じように過食と嘔吐を繰り返す患者でも、吐く時間帯には個人差がある。この患者は、来院当初は一日三回、毎食後吐いていた。しかし、朝昼は自制できるのだが夜になると我慢しきれなくなり毎晩、過食と嘔吐を繰り返すケースもある。薬を処方する場合は、患者の過食及び嘔吐のパターンを知り、それに合わせることが重要となる。その患者が吐きやすい時間帯に、心を安定させる薬を服用するようにすればよい。

過食衝動に対しては、衝動的な行動を抑制する薬を処方する。患者本人が危ないと思ったら、その薬を服用し十五分くらい待つ。そうすると気分が楽になり、過食自体を未然に防ぐことができる。そうやって徐々に過食をしない訓練がなされていく。

この患者の場合、二週間ほどで過食の回数が減少した。過食が二週間に一度ぐらいになったら、処方する薬の量も減らしていく。

投薬治療の効果が現れ過食と嘔吐の回数が減少したら、患者自身に自分の良い面を自覚させ、容姿だけにこだわることなく、自身を回復させるカウンセリングを中心に治療していく。

さらに食生活に関するアドバイスも行う。どこで食品を買ってくるのか。どのようなものをどのくらい購入しているのか。

例えば、近所にコンビニがあり、夜中でも過食衝動が起こると買いに行ってしまうというような場合は、コンビニに行く前に衝動を抑える薬を服用し、必要以上に買わないようにする。食品を買い置きしているような場合は、買い置きをやめさせる。過食せずに済ますための具体的なアドバイスを行うのである。

今は二十四時間、どこでも食べ物が手に入るので、自制心を保つのはとても難しい。家族と同居している患者には、家族にも協力を要請する。

自分の精神レベルが自覚できるようになると、精神的に安定するので過食に走らなくなる。過食がおさまると、生活リズムが整い食事も規則的にとれるようになる。このケースでは、拒食と過食を繰り返す前に治療を開始し拒食は最初だけに留まり、拒食と過食を繰り返すという最悪のパターンは避けることができた。

症例4 《分裂病初期》 OL 22歳 女性

私は母親との関係が悪く、悩んだあげくに神経科を訪ねました。当時は母親が私を憎んでいるように感じられ、夜も寝ることができなくなって苦しい日々を送っていました。夜、寝ることができないので、勤めていた会社も休みがちになります。でも会社を休んで家にいると、母親と一緒に過ごす時間が長くなるので、ストレスはさらに大きくなって苦しくてたまらないのです。

私は母に自分の非を認めてもらいたくていろいろなことをしました。目につきやすいところに「悪女」や「鬼のような女」をテーマとした本を買ってきて置いておいたりもしました。しかし、母はそれをまったく無視していたのです。

桑崎先生にそうした家庭事情を相談したところ、「今度は家族で信頼できる人と一緒に受診してください」と言われ、次回は父とともに来院しました。

先生と父は別室で話をしていたのですが、その時はまさか私自身が心の病にかかっているとは、思いもしませんでした。

先生は夜眠れるようになる薬を処方してくださいました。夜ぐっすり眠れるようになると、精神状態が安定したのか、母の態度が気にならなくなり、次第に家族の愛情も感じられるようになっていきました。

私が心の病気だと告げられたのは、薬を飲み始めて一年が過ぎた頃でした。薬を飲むようになってから精神的にも肉体的にも好調になっていた私は、先生に「もう薬は要らないのではないでしょうか。いつまでも薬を飲み続けるのは不安なのですが」と訴えたのです。ところが先生は、「君は薬をやめることはできない。そういう病気なのだよ」とおっしゃったのです。

ショックでした。最初は自分が病気だということが信じられずに、黙って薬をやめたこともあったのですが、そうすると先生が事前に「薬を飲まないとこういう症状が出ます」とおっしゃった通りの症状が出てしまうのです。そんなことを何度かしているうちに、やはり自分は心の病なのだということを受け入れていくようになりました。

私の病気は遺伝性を持つが、薬を飲み続けて管理していけば、社会生活を営むことも結婚することもできるということがわかり、当初の絶望的な気持ちからは救われていきました。今は、病気を管理しながらごく普通の社会生活を楽しんでいます。

【治療経過】

このケースは、分裂病の初期患者と診断できる。通常、分裂病がこれほど初期に発見されることは少なく、非常にラッキーなケースと言っていいだろう。「分裂病」という診断名がつかないほどの初期に、分裂病が発見されるケースは、以前は皆無に等しかった。多くは症状が進んでしまってから、家族が慌てて連れてくる。そこまで進行してしまうと、通常の社会生活を取り戻すことは難しい。

現在のような情報化社会になると、患者本人が過剰な被害者意識から訴え出たり、「自分は他人と違うが異常ではない」と主張して来院することで、ごく初期に分裂病が発見されるようになってきた。「周りが私をおかしいと言うのだが、私はおかしくない。だから、私は正常だという証明書を出してくれ」と言って来院するケースもある。

この患者の場合は、母親に対する攻撃性が異常に強く現れていた。母親はごく普通のことを言っているだけなのだが、患者は虐待を受けていると感じるほどの被害妄想状態にあった。生活の面でも苦しくなり、会社にも行きたくなくなる。来院当時は被害妄想が広がり、母親に限らず、周囲の人間はすべて自分にいやがらせをしていると思うようになっていた。

分裂病の場合、家族の病気に対する認識と理解が治療である。この患者の場合、周囲の人間の中で比較的信頼を置いている父親に来院時同伴してもらい、双方個別のカウンセリングを行った。

この患者の自覚症状は、安眠できないという程度のものだった。通常、不眠を訴える患者には睡眠薬もしくは睡眠導入剤を処方するのが一般的であるが、この場合は妄想や幻覚により睡眠障害を起こしている可能性があり、抗幻覚・抗妄想作用薬を含めた処方を行った。

投薬治療の効果が現れてくると、周囲の状況を客観的に見る判断力が戻ってくる。自分が家族の愛情に守られていることの自覚が可能になり、精神状態が安定する。このケースは、約三ヶ月でそこまで回復した。

分裂病の場合、通常は患者本人に病名を告知する事はない。この患者の場合も、直接的な告知は避け、長期に渡る薬の服用によってコントロールする必要のある内因性の心の病であることを説明した。

もちろん、こうした説明をすぐに納得する患者はほとんどいない。最初は抵抗して薬の服用をやめてしまうことが多い。服薬を中止することで起こる症状を、あらかじめ本人に伝えておく（暗示もふくめて）。本人がその症状を自覚すると、「続けて薬を服用すれば病気をコントロールできる」と、薬と症状の因果関係を自覚することで病気を受け入れていく。

この患者の場合もそうだが、若い女性の最大の関心事は「結婚」に関してである。自分の病気が内因性のものとなれば、自分は結婚できるのだろうかという疑問が当然わく。結論から言うと、結婚はできる。しかし、病気が遺伝する可能性があることは覚悟しなければならないだろう。しかし万が一、子供が発病したとしても、注意を払っていれば早期に発見し治療することも可能だし、自分の治療記録を保存しておくことで体質に適合した薬を最初の段階から処方することもできるので何も恐れることはない。

分裂病の治療を行うにあたっては、家族の理解・協力も大変重要である。分裂症は初期であれば、薬の効果が現れ、症状が安定してしまえば、薬を飲んでいる限り日常生活に全く問題はない。

治療が長期に渡ると、ほとんどの場合が薬だけ処方し、カウンセリングを行っていないのが通常である。そのため、日々生活を共にしている家族からの声が患者の状態の変化を知る最大の手がかりになる。「最近、行動が少し変なのですがどうしましょうか」という家族からの知らせがくることによって、適切な対処がとれる。

分裂病は、単純型や妄想型など症状によっていくつかに分類されるが、どれも初期であれば病気をコントロールすることができる。しかし、破瓜《はか》型のように症状の現れ方が他の型と異なるものもある。

破瓜型分裂病の初期症状は、元気がなくなって、家に引きこもってしまうケースが多いため、家族であっても重大な病気の予兆だと気づくことは少ない。思春期に最近多く見られる引きこもりと間違われ、放っておかれ病気が進行してしまうケースもある。

分裂病は怖い病気だが、早期に発見し治療すれば完全にコントロールできる病気であるということも覚えておいていただきたい。

症例5 《抑うつ神経症》 広告代理店勤務 33歳 男性

会社へ行くことが苦痛に感じられるようになったのは、会社での立場が確立され、大きなプロジェクトを任されるようになった頃からでした。大きな仕事にもちろんやりがいは感じていたのだが、同時に失敗できないというプレッシャーに押しつぶされてしまったのかもしれません。

もともと勤務態勢はフレキシブルなものだったので、多少遅刻が続いても幸いなことに社内で私の変化に気づく者はいませんでした。しかし、休日はただ寝ているだけ、何事に対しても意欲が持てない状態になってしまったのです。感情の起伏は激しくなり、些細なことで泣いたり、考え込む日々が続くようになっていきました。

神経科に足を運んだのは、そんな私の変化を心配した妻にすすめられてのことです。

処方してもらった薬を服用すると、確かに気分が爽快になり、その時抱えている問題は処理できるようになりました。しかし私が神経科に通っていることなど、会社の人間は誰一人知りませんでしたから、問題をクリアするとさらに大きな責任を持たされ、また重荷を感じるようになりました。辛くなり、新しい薬を処方してもらい、そしてまた……。しばらくは、そんな「いたちごっこ」のような日々が続きました。

しかし、頻繁にカウンセリングを受け、その時々の精神状態に合わせた薬を処方してもらっているうちに、少しずつ自信とプレッシャーに対する耐久力が身についてきたのでしょう。今では意欲とやりがいを持って仕事に臨めるようになりました。今も薬は携帯していますが、「お守り」のようなもので、よほどのことがない限り飲まずに済んでいます。


【治療経過】

この患者は、仕事をこなす能力は充分に持っていたのだが、プレッシャーに弱く、抑うつ状態にあった。

治療としては、カウンセリングで仕事上の悩みを一緒になって考え、患者の抱えるプレッシャーの解消を行い、同時に抑うつとした気分を解消する薬と心の筋肉を鍛えるための薬を同時に処方した。

薬に対する抵抗はほとんどなく、処方した薬もきちんと服用したので、ほぼ予想した通りの効果が現れた。しかし、周囲は治療を受けていることを知らないため、症状が改善する度に責任が増し、新たなプレッシャーに苦しむことになってしまった。働き盛りの男性の場合、ある一定の成果を上げた者が、さらなる期待をかけられるのは仕方のないことである。治療者は、そうした患者の状況と精神状態の変化に合わせて、こまめに処方を改める必要がある。治療者の目的は、心の病だということが他人に知られる前に患者を通常の社会生活に戻すことにあるからだ。

症例6 《ＡＤＨＤ》 ＳＥ（システム設計者） 25歳　女性

幼い頃から整理整頓は苦手な方でしたが、社会人になってからは、一人暮らしの気楽さと忙しさからその傾向がさらに強まってしまいました。部屋はみるみるうちに手がつけられない状態になっていったのです。

私はコンピューターのＳＥ（システム設計者）をしているということもあり、最新の情報源である雑誌を毎月何十冊と購入していたのですが、それらが整理しきれないうちに次の号が発売になってしまうので、捨てられずに溜まっていきました。

ただでさえ散らかっていた狭い部屋は、雑誌とそれに埋もれたゴミで本当にひどい状態になっていったのです。それでもはじめのうちは「何とか片づけなければ」と思っていたのですが、少しも改善されない日々が続くうちに、やる気も萎えていきました。

自分の「片づけられない」のが病気だと知ったのは、当時つきあい始めた男性から神経科へ行くことをすすめられたことがきっかけでした。

週に一度、私の部屋へ来ては片づけるのを手伝ってくれていた彼は、一週間ですっかり元に戻ってしまう私の部屋のひどさに、最近話題のADHDの可能性を感じたのです。

直接神経科の診察を受けることをためらった私は、インターネットで見つけた原宿メンタルクリニックの無料メール診断を受けることにしました。一週間ほどで届いた返信メールには、やはりADHDの可能性があること、そして来院を促す一文が添えてありました。

カウンセリングと投薬中心の通院治療を行うなかで、私は雑誌を捨てられない理由を自覚するようになっていきました。雑誌など必要な部分だけ切り取って、残りは捨てればいいと分かっているのですが、いざ捨てようと思うと「本当にこれだけで大丈夫なのか」と不安になってくるのです。この不安を払拭するための手段として、先生はPDAという電子手帳に雑誌をスキャニングし、データとして保存する方法を提案してくれました。

彼にも手伝ってもらいながら、雑誌の整理を進めました。二ヶ月ほどかけて、全体の三分の二を捨てることができると、自分でも「片づけられるのではないか」という希望が少しずつわいてきました。部屋がスッキリすると、生活にも余裕ができました。資料も自分のスケジュールもすべてPDAの中に収まっているという安心感から、仕事に集中できるようになり、ミスも格段に減っていきました。

その後、彼と同棲するため引っ越しをしたのですが、それを最後に私の「片づけられない」症状は現れていません。

適切なカウンセリングと薬の服用、そして一緒に片づけてくれた彼のおかげでＡＤＨＤの症状を克服できたのだと思っています。

【治療経過】

ＡＤＨＤは、恋人ができたり結婚を機に治ることが多い。つまり、第三者が介入することによって改善される可能性が高いということである。

治療に際しては、患者本人が自分は病気であるということを自覚することが必要である。この患者の場合、恋人ができたことに加えて、カウンセリングでのアドバイスが成功したため、非常に短い治療期間で病状を改善することができたと言えるだろう。ＡＤＨＤで苦しんでいる患者の多くは、部屋と同様に頭の中の情報も処理しきれずに混乱をきたしているケースが多い。この患者の場合も溢れる情報を処理しきれず混乱し、仕事でもミスを乱発するなど悪影響が出ていた。

整理しきれなくなった部屋と頭の中にある情報をすべてＰＤＡにインプットすることによって、精神状態が安定し、冷静に情報の取捨選択がある程度できるようになっていったのである。ＰＤＡという精神的な拠り所を作ることと、恋人という協力者の存在が、治療の大きな助けとなった。

通院当初は軽い抗うつ剤とマイナー・トランキライザーを少し処方したが、二ヶ月ほど経った頃から症状が改善したので抗うつ剤を外し、症状が完全に現れなくなった現在は、軽い安定剤のみを処方している。このまま安定すれば、完全に薬を止めても問題はないと考えている。

症例7《手に汗をかく》　コピーライター　28歳　女性

私は昔から緊張しやすい体質でした。学生時代、授業中に朗読をさせられたりすると、声が震えるのをどうしても抑えることができずに、いやな思いをしたのを覚えています。

就職して仕事をするようになってからも、人前で話をするのは苦手でした。しかし、仕事ですから、いやだと言って避けて通ることはできませんでした。自分にそういい聞かせ無理を重ねていた時のことです。あるプレゼンで、手のひらに汗を大量にかき、とても不快な思いをしたのです。幸いその時はスライド・プロジェクターを使ったプレゼンだったので、部屋の照明が落とされており、誰にも気づかれることはありませんでしたが、明るいところで大量の資料、書類を持っていたら、と思うとぞっとしました。

緊張癖を何とかしたいと思い、神経科の診療を受けたのですが、数種類の薬を処方された時は、正直言って自分が病気だという自覚がなかったのでショックでした。

しかし、丁寧なカウンセリングの中で、自分の心の筋肉が細く弱くなっていること、過去の「大勢の人の前で恥をかいた経験」が、私の過剰な緊張状態を作り出していることがわかり、薬を服用することの必要性を納得することができました。

薬を飲み始めても、自分ではあまり精神的な変化は感じられなかったので、「本当に効いているのかな」と思ったのですが、二週間ほど経った時に担当したプレゼンで、汗をかくこともなく落ち着いてプレゼンできたのには自分でもびっくりしました。通院を初めて一ヶ月ほど経った時に、大きなプレゼンがありましたが、それも無事に終えることができました。

しかしこうなってくると、薬を飲まなくなることにかえって不安を感じるようになってしまいました。先生は「もう大丈夫ですね」と、もう投薬治療の必要性はないと言われるのですが、私の方が薬を飲んでいないとダメなような気がして怖くなってしまうのです。

正直に先生にそのことを告げると、「じゃあ、調子の悪い時だけ飲むようにしてください」と薬を処方してくださいました。

薬を持っているということが安心感となり、それからは飲む回数が自然と減っていきました。定期的な通院をしなくなってから半年後、大きなプレゼンを任されたことから不安になり、薬だけ処方してもらいましたが、何とか薬を飲まずにプレゼンを成功させることができました。そのことが私の中では大きな自信となりました。今もまだ薬は持っていますが、もう「お守り」のようなもので、飲むことはなくなりました。

【治療経過】

手に汗をかくと言って外来に来るケースは、意外と多い。緊張して、人前ではまったく話すことができないという患者も何人もいる。こうしたケースは症状は異なるが、対人恐怖症や赤面症と同じようなものと考えていいだろう。

この患者の場合、大勢の人の前で恥をかいた経験と、社会人になってからの積み重なったストレスを発散しきれずにいたことが主な原因と考えられる。

神経科で処方する薬は、抗うつ剤やメジャー・トランキライザーのような強い薬でない限り、日常生活の中で大きな精神状態の変化を感じることはほとんどない。患者の心の状態を本来の良い状態に整える働きをしているだけだからである。

この患者の場合、症状は二週間ほどで改善、一ヶ月で完治と判断した。しかし、治療効果が患者の予想以上の早さで現れたため、薬に依存する傾向が見られた。薬の処方を軽いものに変えるとともに、プレゼンなど単発的に大きなプレッシャーがかかる時に服用する即効性のある薬を携帯することをすすめた。

即効性のある薬を携帯しているということが患者の安心感を高め、実際には薬を服用することなく社会生活を送れるところまで回復した。

この患者の場合、薬を本当に必要とした期間は短かかったのだが、「薬を服用しない事に対する不安」を取り除くための投薬を行ったケースと言える。

症例8　《不眠》　建築業　32歳　男性

私が神経科を受診したのは、不眠に悩まされてのことだった。

ある時、仕事上のミスが重なったり、私生活の面でトラブルが相次いで起きてしまった。気分が落ち込んで眠れない日々が続くと、また仕事で失敗をする。何とかして寝ようと、もともと嫌いじゃなかった酒を「寝酒」と称して飲むようになっていった。

建築関係の仕事をしていたこともあり、もともとお酒を飲む機会も少なくはなかったうえに寝酒をたしなむようになったのである。毎日のように飲んでいるうちに酒量はどんどん増え、多少の酒では眠れなくなってしまった。

泥酔するようにして眠れても、夜中にのどの渇きを感じて目が覚めてしまう。深酒と睡眠不足から体調は悪化、仕事もうまくいかなくなり、辛くなって神経科を受診した。

最初、睡眠薬を服用することには、正直言って抵抗があった。しかし、最近の睡眠薬は昔の物と違い、寝酒よりはるかに安全性の高いものであるという説明を受け、飲む決心をした。説明されたとおり、睡眠薬を続けて服用しても、寝酒を続けていた時のような不快感が残ることはなかった。体調が戻ると、仕事の能率も上がり、すべてがうまくいくようになっていった。

しかし、仕事の関係上、飲酒を完全にやめることはできなかった。飲むと薬の効きも悪く、翌日の体調も悪くなるので、先生からは何度も注意を受けたのだが、一度増えてしまった酒量はなかなか減らすことができない。今は何とか休肝日を作るようにして、体調の管理を心がけている。

【治療経過】

神経科外来に来る患者の中で不眠を訴える数は非常に高い。最も多い心の病の自覚症状のひとつといえるだろう。

この患者の場合は、不眠の原因となった出来事そのものよりも、不眠を解消しようとして寝酒の習慣をつけてしまったことの方に大きな問題があった。

睡眠薬と安定剤を処方し、寝酒はやめるように言ったのだが、習慣化してしまったアルコールがやめられない。飲酒の習慣があると、安定剤の効力は弱まる。少し強めの薬を処方するとアルコールの量は減る。しかし、何かショックなことがあると、薬を服用したうえにアルコールを飲むのでせっかく服用した薬の効力を消してしまう。

この患者の場合、血液検査の結果にも飲酒による弊害が、肝機能の数値に現れていた。カウンセリングの中で何度もアルコールが身体に及ぼす害を説明し、何とか休肝日を設けることには成功したのだが、飲酒習慣を完全に絶つことはまだできていない。

現在、不眠症状は改善してきている。飲酒量がさらに減れば、完治までの日数も減少するだろう。

症例9　《老人性痴呆・被害妄想》　77歳　女性

母の言動がおかしくなり、老人性痴呆なのではないかと思うようになったのは、七十歳を越えた頃からでした。一人娘だった私は、結婚後も母との同居を続けていました。家族構成は、母と私と夫、それに娘の四人でした。

最初に母が少しおかしいのではないかと思ったのは、被害妄想が現れた時でした。自分の持ち物が誰かに盗られた、誰かが自分の悪口を言って回っているなど、ありもしないことを言い、わめき立てるのです。

私はいろいろな病院へ連れていきました。どこの病院でも老人性の痴呆の現れでしょうということで、安定剤を処方してくれるのですが、元のしっかり者の母に戻ることはありませんでした。

処方していただいた薬を飲んでいたためか、騒ぎ回るようなことはなくなったのですが、ぼうっとしていたかと思うと、変な時間帯に自分一人でフラフラと出かけてしまったり、目が離せない日々が続くようになりました。

知人に紹介されて原宿メンタルクリニックを受診したのは、もう何件もの病院をはしごした後のことでした。桑崎先生は、丁寧に話を聞いてくださった後、母を入所させて少し様子を診ることをすすめられました。原宿メンタルクリニックには入院施設はありませんでしたが、先生が栃木県佐野市に開設している老人保健施設に痴呆病棟があり、そこに母を入所させ、詳しい症状を診ていただくことができるというのです。

母の世話に疲れ切っていた私は、すぐに手続きをお願いしました。さらに私自身も、介護で弱った心を安定させるお薬を処方していただきました。

母の病状は、入所加療で驚くほどよくなりました。先生のお話では、母はそれまでに、はしごした病院からもらった何種類もの薬を、自分勝手に飲んで症状を悪化させていたのだそうです。病院に入り薬の管理してもらい、桑崎先生が処方された薬を規則正しく飲むことで、母の精神状態は改善されたのでした。

現在は家に戻り、何の差し障りもなく日常生活を送っています。年齢的なものもあり、母の場合は完全に元どおりというわけにはいきませんが、以前のように被害妄想に陥ったり、不安を訴えたり、徘徊したり、いわゆる「痴呆」と称されるような症状は現れなくなりました。私も母の病状がよくなるのに伴い精神状態が安定し、今では安定剤も必要なくなりました。

【治療経過】

この患者の場合は、老人性精神病と診断できる。来院した当初は痴呆症状も激しく、被害妄想や夜間の徘徊、過度の不安を訴えていた。

老人性精神病は、アルツハイマーなど脳の変性疾患と似た症状を呈することが多く、病状を治療者がきちんと確認したうえで治療を行う必要がある。

この患者の場合、入所させ投薬を最低限にセーブし、病状を確認した。現れた症状としては、夜間譫妄《せんもう》状態（意識レベルの低下した状態）、徘徊、不安、被害妄想などであった。

しかし、症状の現れ方に一貫性がないことに疑問を覚え、看護師に患者の私有物を調べさせたところ、大量のマイナー・トランキライザーが発見された。それまでに受診した病院で処方された多種多様なマイナー・トランキライザーの乱用が、譫妄状態を惹起《じゃっき》させていたのである。

マイナー・トランキライザーは副作用も少なく安全性の高い薬だが、いろいろな種類の薬を同時に乱用すれば、精神に悪影響を及ぼす要因に充分なり得る。

患者の所持していた薬をすべて没収し、処方した薬を時間を管理して投与したところ、症状はごく短期間に改善されていった。帰宅後も薬は家族管理にし、現在は安定を保っている。

このケースの場合、患者の介護者である娘さんの心の治療も同時に必要であった。母親と娘の関係があまりに近かったため、患者の病気の影響を介護者がまともに受けていたからである。しかしこれも、安定剤の服用と、患者の病状の改善に伴い完治に至った。

老人が異常な言動をした場合、「年だから痴呆でも仕方がない」と家族が諦めてしまうケースがあまりにも多いのは、残念な傾向といえる。諦める前に、専門家に相談する価値があることをこのケースは示している。

症例10　《強迫神経症》　大手スーパー勤務　29歳　男性

もともと私は、どちらかというと神経質で潔癖なタイプだった。机の上のものがきちんと並んでいないとイライラし、トイレに入った後はもちろん、鼻をかんだ後も、石鹸をつけてきっちり手を洗わないと気が済まなかった。

「男にしてはきれい好きだな」と言われているうちはまだ良かったのだが、ある時からそうした行為が儀式的になり、やたら時間をかけなくては満足できなくなってしまった。決まった手順で一通りの行為を間違いなくこなさなければいけないのだから、まさに「儀式」である。ちょっとでも手順を間違えたら、もう一度やり直す。

そんな症状がひどくなりだしたのは、同僚の急な転職により仕事が忙しくなった頃からだった。毎日残業が続き体はヘトヘトに疲れているのに、風呂やトイレに費やす時間はどんどん長くなっていく。自分でもばかばかしいことをしている、という自覚はあるのだが、それをきちんとしておかないと、気分が優れず仕事に集中することができない。

きちんとしておかないと、何か悪いことが起きてしまうのではないか、という強迫観念に駆られてしまうのだ。

自分のやっていることが「強迫神経症」の症状だと気づいた私は、迷わず神経科を受診した。桑崎先生の診断では、投薬治療とカウンセリングの併用で、約二ヶ月ほどで症状は改善するという。実際に治療の効果を実感できるようになったのは、二週間ほど経った頃からだった。

カウンセリングを通して、私が日常的にしている行為と仕事の結果は無関係だということも実感として理解できるようになっていき、「これをしなければ…」という思いからも次第に解放されていった。

今も自分の中の「儀式」が完全になくなったわけでない。しかし、それは「しておくと気持ちがいい」という程度のもので、あまりこだわらないようにしている。

【治療経過】

強迫神経症というのは、自分でも無駄なことをしているという自覚があるのに、何度も同じ作業を繰り返してしまうという特徴を持つ。

症状はさまざまな形で現れる。よく見られるものでは、カギを何度も確認する、ガスの元栓を何度も確認する、手を何度も洗うなどがある。私が診たなかで珍しいものでは、電話の相手が本当にそこにいるのか信用できず、何度も何度も繰り返し電話をして所在確認をせずにはいられないという症状を訴えた患者もあった。

強迫神経症は、何事も自分の思い通りにものごとが運ばないと気が済まない完璧主義者タイプの人間に多く見られる。

彼らが何度も同じ作業をしてしまうのは、その行為が一種の「ジンクス」になってしまっているからだと考えられる。決められた行為をしないと悪いことが起こる、もしくはそれをすることがいい結果に繋がると無意識的に信じているのである。

私はカウンセリングの際に、強迫神経症の患者というのは一般の人とはものの見え方が違う状態にある、ということを例え話を使ってよく説明する。

一般の人の視野というのは、広角レンズで見ているようなもので、広い範囲を一度に見ることができる反面、細部は縮小され強い印象を残すことがない。しかし、強迫神経症患者というのは、同じ世界を望遠レンズで見ているようなものなのである。細部がはっきり見える反面、全体像の把握がしにくい。一般の人が一度の手間で見渡せる範囲も、強迫神経症患者にとっては、何百という細かなブロックに分けて、ひとつずつ見ていく作業を行わなければ見ることができない。大変な労力と時間がかかってしまう。

細部が拡大されて見えるため、全体としては些細なことなのに必要以上に大きなこととして受け取られる。例えば、絨毯の上に小さなゴミがあると分かっても、一般人の視野なら気にとめることもないだろう。しかし、強迫神経症の患者の視野では画面いっぱいにその小さなゴミの姿が拡大されて見えてしまうのである。こうなってしまったら、気にしないで済ませるということは、不可能である。

重要なのは、患者がその行為に固執せざるを得なくなっている本当の理由が、自分の行為が幸・不幸に直結していると無意識で信じ込んでいるところにある。だからこそ、無駄だと分かっていながら、患者は自分の行為にブレーキをかけることができず苦しんでいるのである。

治療方法としては、既存儀式の回数を減らすために「新しい儀式」を作らせることが有効である。これをすれば、今までしていた数多くの儀式をしなくてもよいということにしてしまうのである。患者自身に無駄なことをしているという自覚はあるので、新しい儀式に集約していくことで増えすぎた儀式にかかる時間を短縮することができる。

同時に患者の状態に合わせ、安定剤や抗うつ剤の中でも特に強迫神経症に効果の高い薬を処方する。これによって、症状の改善はより早まる。

〝性的問題〟に関する症例と考察

性的な悩みを抱えて神経科を受診する患者は多い。悩みがプライバシーに抵触する可能性が高いため、患者による証言は避け、ここでは私が実際に診察したいくつかのケースをもとに考察を述べることとしたい。

恋愛感情は四年間で消滅する

男女が恋愛感情を抱き密接な生活を続けた場合、恋愛感情自体は四年間しか持続しないと、人類学的に言われている。恋愛感情が四年しかもたないというのは、人間にとって本能的なものといえる。しかし、私たちは宗教的モラル観からの影響もあり「永遠の恋」という存在し得ないものを信じている。そこに恋愛や結婚における多くのトラブルの原因がある。

結婚して数年経った夫婦の多くが倦怠期を経験するのも、そういった意味から言えば、当然のことかもしれない。

男女が恋に落ちた時から一年目、二年目の間に結婚し、三年目は夫婦二人だけで新婚生活を楽しむ。そして恋愛感情が消失すると言われている四年目に子供をもうけることが、精神衛生上考え得る理想的な結婚のパターンである。

子供を持つことによって、夫婦間の感情に変化が生じ、二人にとって共に血を分けた子供を中心に、健全な家庭を築き守ろうとする本能が働くからである。これは「巣作り本能」ともいうべきもので、夫婦関係は恋愛感情の支配下を脱し、互いをパートナーとして見るようになるのである。

統計によれば、恋愛感情から子供を持ち、パートナーシップを築くというステップを踏むことのできなかった夫婦の離婚率は、現在では50％以上ともいわれている。

往年のハリウッドの大女優エリザベス・テーラーは、恋愛感情が四年間しかもたないことを、その人生において見事に示した一人である。彼女はその生涯で何度も結婚と離婚を繰り返し「恋多き女」と称されたが、環境と相手にさえ恵まれ、本能に素直に従えば誰もが彼女と同じような人生を歩む可能性を秘めている。

彼女はインタビューの中で、自分は良家の娘として育ったため結婚を前提としない恋愛はできなかったと告白している。彼女は、自分の本能的欲求に素直に従っただけなのかもしれない。恋をする度に結婚し、四年が過ぎ恋愛感情がなくなると離婚をする。そしてまた恋をして結婚して、四年で別れる。自分の感情に素直に従った結果と言えるだろう。

恋愛感情は四年で消滅する。結婚し円満な夫婦生活を長く続けることを望むなら、そのことをはっきりと理解したうえで、二人の関係が恋愛感情に依存するものから、パートナーシップや、家族としての愛情を基盤とするものに上手に移行させていくことが必要となる。この方程式からもれた子供に恵まれない夫婦が、往々にして犬や猫などを飼おうとするのは、二人を繋ぐ愛情の代償物を必要とするからである。

恋愛感情が何十年も持続するケースもある。それは不倫関係など距離を置いたまま、密接な位置を築くことのできない恋愛の場合である。週に一度か二度会うだけの関係では、完全に満たされることのない欲求が恋愛感情を刺激するからだ。

しかし、満たされることのない欲求は、恋愛感情を刺激すると共に、大きなストレスとして心身に悪影響を及ぼすものでもあるということも、忘れてはならないことだろう。

性的問題に悩む女性

性的な悩みを抱えて神経科の外来を訪れる女性は多い。

悩みを訴えたある患者は、若い女性であった。恋人が自分に不特定多数の異性と性的関係を楽しむことを強く求めてきたという。恋人の性癖に悩んで神経科へ来るケースは決して珍しくない。悩みの原因が相手の性癖のみに由来する場合、治療は比較的簡単である。しかしこの患者の場合は、相手の性癖そのものより、相手の望みを受け入れた過程で発生した自分自身の心の変化にひどく悩んでいた。

恋人の求めに応じ、恋人以外の男性とセックスを持った彼女は、その行為で一瞬、幸福感と開放感を味わった。さらに、不思議なことに自分の恋人が知らない女性とセックスしているのを見ていたのに、心には嫉妬心が起こらなかったという。

しかし自分一人になると、「なぜあのような不道徳なことをしてしまったのか」という罪悪感と、「彼は本当に自分のことを愛しているのか」という疑問に苦しむこととなった。

患者自身は、もともとそうした性癖を持っていなかっただけに、なぜ自分がそうした行為で幸福感や解放感を感じてしまったのかと理解に苦しみ、神経科に精神医学的回答を求めたのである。

カウンセリングの中で、私は三つの例え話をした。それは精神医学上の回答ではないが、患者が答えを見つけるヒントになると考えたからである。

①セックスに愛情は必要か

最初に話したのは、動物は性的なことでやきもちを焼かないということだった。

AとBというつがいの猫を飼っていたとしよう。飼い主が猫Bばかりをかわいがると、猫Aはやきもちを焼く。しかし猫Bが隣の家の猫Cとセックスしていたのを見ても、猫Aがやきもちを焼くことはない。つまり、性的な問題で嫉妬するのは人間だけなのである。

動物には発情期という、自然のバースコントロールがある。発情期が来ると動物は相手を求めてセックスをする。その時に相手をめぐってオス同士が争うことはあるが、それは人間社会に見られる嫉妬心による争いとは根本的に異なる。

人間は動物のような発情期を持たない。言い換えれば一年中発情期ということになる。そのため人間は、愛情や嫉妬といった感情とセックスを結びつけて考える傾向が強いのだが、動物は発情期があるためにセックスと感情が直接結びつくことはない。

人間にとってセックスは愛情を相手に伝えるひとつの手段ではあるが、セックスが愛情に直結するわけではない。このことを理解するには、愛情とセックスの快感とはまったく別の問題であることを知る必要がある。大人のおもちゃというものが存在するが、それを使用して性的快感を得たからといって、その機械に愛情を持っているということにはならない。セックスで快感を感じたからといって、それが相手を愛している証にはならない。快感は単なる身体的反応に過ぎないのである。

人間の場合、「結婚」という社会制度が愛情とセックスを結びつけるうえで重要な役割を果たしている。結婚制度のない原始社会では、感情とセックスが結びついていなかったのではないか、と思わせる話がある。

南洋の島民四百人程度の離れ小島に行った時のことだ。その島で出会った一人の少女が赤ん坊を抱いていた。「かわいいね」と声を掛けると、少女は何の躊躇も見せず「持っていく？」と子供を差し出しながら聞いたのである。少女の年齢は十二、三歳ぐらいに見えたが、彼女自身が産んだ子供だという。父親について尋ねると首を横に振り、この子は「島の子」だと答える。その島では結婚制度が整っておらず、自分の子も他人の子も同じように全島民で育てていた。結婚制度がないのだから、男女共に特定の異性から性的束縛を受けることはない。気があったもの同士が自由にセックスし、その結果妊娠すれば「島の子」を産む。

自分の子供に対する強い執着はない。当然、その子供の父親に対する執着もない。生活の基盤は「島」という単位にあり、特定の男性と強い結びつきを持たなくても女性とその子供の生活は保障される。結婚という制度がこの島で定着しなかったのはそのためだろう。少女が子供を差し出したのも、生活に困窮して手放したいということではない。単純に、「この子をかわいいと思うのなら、育ててみてはどうですか」と言っていたのだ。

②浮気するのは人間の本能

二つ目の話は、男性の浮気癖と女性の嫉妬心についてである。

例えば、AとBという二人の男性がいたと仮定しよう。男性Aは誠実なタイプで、ある一人の女性と愛し合って子供を一人作った。男性Bは浮気者で、三人の女性との間に一人ずつ子供を作った。つまり、誠実な男性と浮気者の男性が同数だったと仮定しても、浮気者の男性の遺伝子の方が、多くの女性との間に子供を作る可能性が高いので、生き残る確率が高いということになる。こうした淘汰が続けば、世の中の男性は全て浮気者の遺伝子を持つこととなる。

これは自然界の法則らしい。ショウジョウバエの繁殖実験では、雌雄一組のショウジョウバエを繁殖用のケースに入れた場合と比べて、二組入れた場合の方が繁殖率は五倍にも膨れ上がるという結果が出ている。

人間も動物である以上、本能的には浮気心を有している。人間は社会的道徳観念を求められているので、理性で本能をコントロールしているに過ぎない。

男女ともに浮気本能を持っているとするなら、なぜ男女の間に行動差が生まれたのだろうか。その答えは、女性の持つ生理にある。

外敵や危険の多かった古代社会では、女性は妊娠すると誰かに守ってもらわなければ、安心して子供を産み育てることができなかった。そのため女性は子供の父親である男性に依存して生きることとなる。「結婚」という制度は、女性が男性に依存する習慣を社会が保証したものなのである。

このようにして、女性は結婚制度で保証された特定の男性との関係に執着するようになっていった。

夫の浮気が発覚すると、妻は自分に対する「裏切り」だとなじる。妻の怒りは、相手が結婚という一種の契約に違反したものとして社会でもその正当性が認識される。しかし怒る妻の深層心理に、自分がしたくてもできない行為を相手がしたことに対する「嫉妬」があることはあまり語られることはない。

この患者は、恋人が他の女性とセックスしているのを見ても嫉妬心を感じなかったことを不思議に感じたと言ったが、理由は単純である。自分も恋人と同じように他の異性と性的関係を持っていたからである。

女性にも浮気本能はある。しかし夫以外の男性の子供を妊娠してしまっては、夫に守ってもらえなくなる。そのため女性は恋人や夫といった一人の男性に強く執着することで、浮気という本能を長い間包み隠してきたのである。これまでは女性の社会的立場が弱かったために、女性が浮気本能を表面に表せなかっただけである。

近年、女性の浮気が増加傾向にあるのは、女性の貞操観念が失われたという理由ではなく、単に女性の社会的地位が上がり、男に頼らなくても子供を産み育てられる環境が整ったことが主要な原因と考えたほうがいい。

③性をお金に換える女性たちの心理的葛藤

第三の話は、風俗産業に従事する女性の心理についての話である。

女性が風俗産業に通う男性を非難する理由に、愛情のないセックスをなぜするのか、ということがある。セックスと愛情を結びつける傾向は、一般的に女性の方が男性より強い。出会ったその日のうちにセックスをしてしまうようなケースでさえ、女性は一瞬にして恋に落ちたのだ、と恋愛とセックスを結びつけて自分を納得させる。

「ワンナイト・ラブ」という言葉があるが、一瞬にして相手を好きになれば、次の瞬間に性的関係を持つこともできるということを否定する人は少ない。当事者は、出会ったその一瞬で恋に落ちたと言うのだが、その一瞬で相手の性格や人生背景までわかるわけがない。乱暴な言い方かもしれないが、「ワンナイト・ラブ」で最も重要なのは相手の「見てくれ」つまり「容姿」なのである。

極論を言えば、相手の容姿に生理的嫌悪感を感じない限り、人間は性的関係を持つことが可能だということになる。逆に、どんなに人格的にすばらしい異性であっても、容姿の嫌悪感が克服できないと、セックスをともなう関係に発展することはない。

この容姿に対する生理的嫌悪感という耐え難いハードルを、無意識下で克服しているのが風俗産業に従事する女性たちである。もちろん彼女たちの多くは「お金のため」と心を割り切って仕事をしているつもりでいる。しかし、人間にはいくら大金を積まれてもできないことというものがある。セックスの場合それは「相手の容姿に対する生理的な嫌悪感」である。したがって、風俗産業の女性たちがどんな客とでもセックスできるのは、愛情の有無の問題ではなく、生理的な嫌悪感を克服するすべを持っているからだと考えるべきだろう。

では彼女たちは、どのようにして嫌悪感を克服しているのか。一言で言えば、それは男女間の愛情を超えた人間愛に近い感情である。相手の嫌悪感は、「その人の責任ではなく神がつくったものなのだから」と無意識下で納得することで、耐え難い嫌悪感を昇華させているのだ。そこには男女間の愛情のやり取りは存在しない。

その場合、相手の人生遍歴を知っているわけでもなければ、その後、関係を深めていくわけでもない。二時間程度の疑似恋愛を提供するのが自分の仕事だと、精神的な割り切りをつけられることも生理的嫌悪感を乗り越える面でプラスに働いている。

仕事上の困難を人間愛という大きな愛で包んでしまっているため、風俗産業に従事する女性たちの精神は安定している。精神的ストレスがあまり溜まらないからだ。

彼女たちの心に残る問題は、性という本来なら金銭の対価とならないものを売って、多額のお金を得ているという潜在的罪悪感である。風俗産業に従事する女性には、金銭的にルーズな人が多いらしい。ホストクラブで一晩のうちに大金を使ったり、コンビニで一度に五万円もの買い物をするケースも決して珍しくない。こうした浪費行為は、お金にまとわりついている罪悪感を無意識のうちに払拭しようとしているのである。

「風俗嬢は絶対にできない」と言う女性でも、銀座のホステスと聞くと「それなら私にもできるかもしれない」と言うことが多い。しかし、精神的には風俗嬢より銀座のホステスの方がはるかにストレスは多いと考えた方がよいだろう。

銀座のクラブは紳士の社交場だと言う人もいるが、実際は、銀座に来ている人の多くは女性を口説くことを目的としている。疑似恋愛を楽しむために高額な対価を支払うという点では、風俗産業も銀座のクラブも大きな違いはない。違いは目的ではなくプロセスにある。

銀座に通う男性は、そのプロセスの中で行われる「駆け引き」を楽しむ。ホステスの方は、自分を指名・同伴してもらうために、相手を惹きつける努力をしなければならない。そのためには大変な努力と気配りが要求される。

風俗産業の場合、相手に不快感を与えてはいけないが、ことさら好かれる必要もない。しかし、ホステスは相手を自分に夢中にさせることが必要となる。しかも彼女たちホステスは、客の最終目的である「性的関係」になることをできるだけ引き延ばさなければならない。好きでもない相手に好意をいだかせ続ける努力には大変なストレスが伴う。

ホステスは何人もの客を同時に自分に惹きつけておかなければならない。そのため特定の異性に愛情を傾けることが難しくなる。女性には、特定の個人を愛すると、その人一人にしがみつくという習性が染み込んでいるからだ。

日々多くの異性を惹きつける努力をしながら、自分自身は特定の異性を愛する事ができない。こうした矛盾から来るストレスの代償として、彼女らの多くは犬や猫などのペットを溺愛するケースが多い。彼女たちには異性に代わる、愛情を注ぎ込む対象物が必要なのである。

さらに過酷なことに、ホステスは愛情とは別に好きでもない客と性的関係を持たなければならないこともある。離れそうな客の心を引き止めるためであったり、自分の目的を達成するための資金を引き出すためなど、さまざまな理由で彼女たちは決断する。

こうした多大なストレスの代償として金銭を得ているため、ホステスの金銭感覚は実にシビアである。収入が自分のストレスの対価として正当だと受け止められているからだ。風俗産業の女性のように、大金を得た罪悪感から浪費するケースはほとんどない。

つまり、風俗嬢とホステスでは、心理的負荷の違いが金銭感覚の違いとして表れているのである。


三つの話を聞いた患者は、愛情を感じていない男性とのセックスで自分が幸福感と解放感を感じた理由を理解した。自分が感じたものは本能に基づく欲求を満たした帰結であり、自分が異常性欲者ではないということに安心したのである。答えを見つけた患者の精神は安定し、それまで悩まされていた不眠も解消された。

夫婦関係の歪みが生んだ痴漢行為

ある中年男性の患者は、痴漢行為を止められないと悩んで神経科を受診した。家庭を持つ立派な社会人であったが、痴漢を行うようになって四年ほど経つと告白した。行為の引き金となったのは、夫婦間のセックスレスであった。妻側の一方的な拒絶を受け入れかねた患者は、当初、風俗産業などでストレスの発散を行っていたが、金銭的な問題もあり、次第に露出、痴漢行為に走るようになっていった。

行為が発覚し、警察に保護された経験もあった。家族の非難を受けたが、完全に行為を自制することができず、再び警察沙汰を引き起こし、停職にまで追い込まれていた。

このケースの根本原因は不自然な夫婦関係にある。患者とその妻の双方にカウンセリングを行ったが、問題の解決には至らなかった。患者は夫婦関係を拒絶されていても、妻への愛情を断ち切ることはできず、離婚も望んでいない。妻は強く離婚を望んでいるわけではないが、夫に対する愛情を完全に失っていた。結婚・離婚という個人の選択決定にまで治療者は関与できない。

結果、患者に対して痴漢行為を抑制するための対処療法を行った。具体的には、安定剤と性的な興奮を覚えた時に起こる衝動を抑制する薬を処方したのである。この投薬治療によって、当面の問題である痴漢行為は止めることができた。しかし、病気の原因となった不自然な夫婦関係が改善されない限り、ストレスが減少することはなく、再発の危険性をはらんでいるといえるだろう。

多重人格治療に思うこと

本来人格は、一人に対しひとつである。その統一性が何らかの原因で障害をきたし、全く別の人格が複数出現する状態を多重人格（multiplepersonality）という。

実際に多重人格者が神経科の外来を受診するケースはまれだが、最近は『二十四人のビリーミリガン』（ダニエル・キイス／早川書房）、『ISOLA—十三番目の人格』（貴志祐介／角川書店）など小説や映画のテーマに多重人格を扱ったものが数多く現れたこともあり、症状に対する社会的認知が進んできている。

多重人格は治療が非常に難しい人格障害のひとつである。

通常、多重人格者の治療には、患者の精神的不安を取り除くため、精神的安定剤や抗うつ剤が処方される。その一方で、催眠治療など精神レベルを落とした状態下で、人格の統合を試みる治療がなされる。しかし、残念なことにそのほとんどが治療に失敗している。

私自身、多重人格患者の治療を数は少ないが行った経験がある。その過程で明らかになったのは、多重人格は意識レベルが低下した時に人格の変貌、増加が行われているということであった。そして、このことこそが現行の治療法で完治に至らない最大の原因となっているのではないかと考えるに至った。

多重人格は、催眠治療などで人為的に意識レベルを低下させると、進行する危険性が高い。つまり治療としては、催眠療法は逆効果だといえる。

さらに、患者の精神を安定させるために、軽い安定剤や抗うつ剤を処方することによっても意識レベルは低下する。ここでも投薬処方が、多重人格症状を進行させる危険性をはらんでいる。しかし、こうした意識レベルの低下に対する危険性は、精神医学界ではまだ認識されていない。

不思議なことに、四十歳以上の多重人格者というのはほとんど症例がない。そこで、私見としては、多重人格を成長障害と捉え、治療を行うことが望ましいのではないかと考えている。現行のような、薬物治療並びに催眠療法では完治に至る可能性は少ない。

第五章　精神科医の独り言

▼アウトサイダーだった学生時代▲

内科医の長男として生まれたため、私は医師になることを義務づけられて育った。経済的には恵まれ、同世代の仲間と比べても比較的自由な少年時代を過ごすことができたが、ただひとつ「将来の職業選択の自由」だけが認められていなかった。

そのことに疑問を抱かなかったわけではない。友人たちが、「野球選手になりたい」「パイロットになりたい」と叶うかどうかもわからない夢を純粋に追い求めていたように、私も「画家になりたい」という夢を描いたこともあった。しかし、私の夢が両親の決心を揺るがすことはなかった。

私は東京で生まれたが、生後間もなく仕事の都合で父が栃木に移ったため、少年時代は栃木で過ごした。医大を受験するならばやはり東京の高校の方が有利だとする母の意見に従い、私は東京の高校で勉強するため上京した。青年期の私にとって、「医大に入学するために東京の高校で勉強しなければならない」ということよりも、東京暮らしができるということの方が何倍も魅力的に感じられた。坊主頭で上京してきた私は、氾濫する情報に翻弄されながらも、少しずつ都会風の青年に成長していった。しかし、わざわざ東京に移ってまで勉強をする環境を整えた親の期待に反して、私は優等生とはとてもではないが言い難い学生生活を送った。

二浪して、東京医科大学に入った私の学生生活は他の医大生よりも少しだけ長い。医大生は通常、四年間の教育課程を経てから二年間の専門課程を学ぶ。普通の大学生より医大生の就学年数は最低でも二年長い。その六年間よりも私の医大生期間はちょっとだけ長いのだ。もちろん自慢できることではない。

東京医科大の教育課程は新宿御苑に近い校舎で学ぶが、専門課程になると西新宿の校舎に変わる。御苑と西新宿のちょうど中間に、日本最大の歓楽街「歌舞伎町」があるため、うちの大学では留年することを称して「歌舞伎町でもう一年」などと言った。そして、私もこの「歌舞伎町で一年」を経験したくちなのである。

東京医科大は他の大学ではあまり見られない「一学年二年制」という独特な制度を採用していた。これはひとつの学年を最高でも二年間しか学べないというもので、二年で修学できない場合は強制的に退学になってしまう。つまり、「歌舞伎町で二年目」はあり得ないのである。そのため他の医大より留年やドロップアウトする学生が多かった。

私が真剣に医学の勉強に取り組みだしたのは、専門課程に入ってからだった。正直なところ、一学年二年制という東京医科大独特の制度に追いつめられたということも要因のひとつだった。しかし最大の要因は、さまざまなプロの世界を見てきたなかで、どんな世界でもエキスパートとなる人間は、ひとつのことを成し遂げた人間であるということを痛感したからだった。

医大に入ったものの医師になるという自分の運命を心底納得していなかったことが、勉強以外のものにエネルギーを注いでいた遠因のひとつだった。大学での成績が下がっても、音楽、車、スポーツ、さまざまな世界にのめり込んだマニアックな生活を止めようとはしなかった。その中には趣味が高じて、在学中からプロまがいに仕事をしたものさえある。

しかし、マニアックな世界に深く関われば関わるほど、その世界で超一流と言われる人間はそれまでの人生のすべてに真摯に向き合ってきた人ばかりだった。医大に入ったにも関わらず医師にすらなれなくて、他の世界で大成できるはずがない。医師の免許を取ってからでも、やりたいことはいくらでもできる。だが、今ここで安易に医師になる道を断念してしまっては、すべて中途半端な人間になってしまうかもしれないと思ったのである。

それまで勉強を怠っていたツケが一気に回ってきて、専門課程の二年間はかなりハードな勉強が強いられた。だが医師になる運命を納得した私には、迷いや不満はもうなかった。

私の学生時代は、一般的には決して誉められない経歴である。しかし、精神科医になった今となっては、人より長い学生時代に学校の外で培った経験が、かけがえのない財産となっている。大学の勉強だけでは絶対に得ることのできない経験や人脈の多くを、私はこの時代に築いていているからだ。

▼精神科医になることを選択した理由▲

医師免許は、六年制の医科大学（医学部）を卒業し、医師国家試験に合格した者を厚生労働大臣が〈医籍〉に登録することによって与えられる。医師国家試験の出題範囲は、内科から外科、産婦人科、神経科などすべての科に及び、医師が専門を決めるのは、国家試験に合格し医師の資格を取った後のことである。国家試験まではオールマイティーであり、知識はまんべんなく学ばなければならない。

医師免許を手にしたからといって、すぐに一人前の医師として患者の治療に当たれるわけではない。実際の治療を行うにはそれなりの臨床経験が必要であり、経験を積むために、日本の医大には「医局」という制度がある。医局という制度は実は世界中でも日本にしかない。大学病院の各科には医局が併設されており、研修医はそうした医局に入って臨床を学ぶのである。

大学によっては、二年間の研修医期間にすべての科の医局を回らせ、「全科の臨床経験を積んでから専門を選べ」というところもあるが、私の大学では医局選びが実質上の専門選びとなっていた。途中、自分に適さないと思えば医局を変わることも可能だが、私の場合、最初から生え抜きの精神科医になることをめざして医局に入った。

両親は私が医師になることを強く望んだが、何科の医師になれということまでは強制しなかった。しかし内心では父親と同じ内科医になることを望んでいたことは、私にもわかっていた。

父はいわゆる「赤ひげ」タイプの昔気質の医師で、腕は良かったが、患者に対して充分なインフォームド・コンセントをするタイプではなかった。私はそんな父を見て育ち、尊敬する反面、これからの医療現場では医師と患者のコミニュケーションがさらに求められるようになるはずだという疑問も抱いていた。

内科というのは、一般で考えられている以上に「技術的」な力を必要とされる。そのことを内科医の息子として育った私は痛感していた。自分ではもし内科医になったとしても中途半端な医師になってしまうのではないかという恐れと、国家試験に落ちたことで同期の仲間に遅れをとったまま内科医になるのは悔しさがあった。

私は医師になるまでに多くの挫折を経験していた。浪人、留年、さらには絶対大丈夫だと太鼓判を押されていた国家試験でも浪人していたからだ。専門課程に進んでから真面目に医学と向かい合ったかいがあり、私は優秀な成績で専門課程を修了した。国家試験直前の模擬テストでは合格安全ラインを軽くクリアにしていたにも関わらず、落ちてしまった。その後、あまり勉強したという実感のない年にポンと合格してしまったのだから、試験はやはり水物なのだろう。

乗り越えてしまえば大きな挫折もひとつの経験として受け入れることができるが、当時の苦しさはやはり挫折を経験した者にしかわからないものだろう。それだけに自分がしてきた苦労を一気にプラスに転化させる場所、自分の特性を最も活かせる場所を考えた末、医局選びを決断した。

「なぜ神経科の医師になることを選んだのか」と聞かれた時、表向きには「人間が好きだから」と答えることにしている。「人の心というのは非常に興味深い。親指をケガしただけで、もう死にたいと思う人間がいる反面、腕を一本失くしても幸せだと感じることができる人間もいる。両者はどこが異なるのかというと、〈心〉である。人間は肉体よりも、心が大切なのだと思ったことが、私が精神科医の道を選択した理由である」と。

これも嘘ではない。人間が好きで、さまざまな人間とより深く接する仕事をしたいという希望を持っていたことも、精神科医の道を選んだ大きな理由のひとつである。だが本音は、他人より多くの世界を見聞し、人より多くの挫折を経験した自分だからこそ、神経科というフィールドで勝負したかったのである。

挫折や苦労だけではない、人よりもマニアックにのめり込んだ趣味や遊び、さまざまな人との交流など、それまでの人生で経験してきたことがすべて役に立つ場所が神経科だったということである。自分の人生経験が何も無駄にならない。無駄にならないどころか自分の経験を通して、少なくとも苦しむ患者の気持ちに近づくことが、他の医師よりできるのではないかと考えたのである。

▼医師は職人であるべきだと信じて選んだ無給医局員の道▲

医局では二年間の研修期間が義務づけられている。それには大学院生として医局に入るか、無給医局員として医局に入るかという二つの選択肢がある。

大学院生として医局に残る最大のメリットは、教授が責任を持って、その学生が博士号を取る面倒を見てくれるということである。そのため、大学院生はさらに四年間月謝を納め、医局で働きながら論文を書くのである。

大学院に進まない場合、研修医は無給医局員として臨床を学びながら博士号を取得するための論文を書かなければならない。もちろん担当教授がつくので、まったくの独力というわけではないが、最終的な責任は自己で負わなければならない。

医局員として働く場合、「無給」と称されるが、実際には月に五万円程度の報酬が出る。月に五万円、年間で六十万、実質的にはそれで生活することは不可能である。そのため「無給医局員」と言われるのだろう。もちろん労働量に見合う報酬ではないが、大学院生が月謝を払いながらしているのとほぼ同じことを、たとえ五万円でも報酬をもらいながらするのである。

私は、無給医局員の道を選んだ。

私の所属していた医局では、無給医局員も大学院生も待遇の違いはほとんどなかった。ただひとつ違ったのは、学位論文を取る際、大学院生として取った場合は甲種となり、医局員として取った場合は乙種になるということだけだった。論文自体の出来不出来に関わらず、その論文を書いたのが大学院生か医局員かということだけで甲種、乙種が決まってしまうのだから、学者を目指すなら大学院生として学位論文を書いた方がメリットは大きい。

だが私が医師になる目的は最初から患者を診ることであり、学者になることではなかった。私にとっての医師とはあくまでも職人のようなものであり、いくら知識があっても患者一人も治せない医師では仕方ないという価値観がその時すでに育っていた。

人よりも出遅れた私は、その年最後の医局員として神経科の医局に入った。同期の仲間というものもなく、すでに学生時代に遊び人だったという噂に尾鰭がついていた私の医局員時代はある意味孤独な時代でもあった。

▼精神科の醍醐味を味わったベシュライバーという仕事▲

医局員の仕事のひとつに「ベシュライバー」というものがある。これは教授が患者を診察する時にその記録を取る仕事なのだが、これがかなりハードなものなのだ。とにかく一日中教授に張り付き、すべての診察記録を取っていくのである。約二日でボールペンのインクがすべてなくなるほどの記録量だと言えば、そのハードさがわかっていただけるのではないだろうか。

もちろん記録するためには、教授の話している内容を集中して聞かなければならない。一日終わると、心身ともにクタクタである。

通常、医局員は三ヶ月程度ベシュライバーを務めると、他の仕事の担当に変わっていく。だが私の場合、新しい医局員が入ってこなかったという事情もあり、一年半もベシュライバーの仕事を続けることとなった。

私がついた教授は三浦四郎衛先生という方だった。三浦先生はさまざまな症例に詳しい非常にバランスの取れた臨床医だと私は尊敬している。学生や医局員の面倒見もよく、患者に対する態度も非常に謙虚な方だった。私は記録を取りながら精神科医のあるべき姿を先生の姿から学ばせていただいた。

教授は当時、新聞に連載を持ち、毎週紙面でさまざまな精神障害の解説と治療法についての記事を書いていた。そのため、神経症について記事を書いた翌週の外来には大量の神経症患者が、アルコール依存症についての記事を書いた翌週の外来には大量のアルコール依存症患者が、というように記事に関連した患者が毎週毎週大量に外来に集まった。

ベシュライバーの私は、同じような症例に対する教授の診察内容を日に何十例も記録していくこととなる。この連続が、かけがえのない臨床学習経験となった。何しろ同じような神経症の患者ばかりが何十人と続くのである。教授の対応も版で押したように同じ部分が多い。その指示が基本的な治療方針であることはすぐにわかった。だが、そうした中で、違った処方、アドバイスがなされることがある。記録を取りながら、なぜこの患者は他の患者と対処が異なるのか、最初は記録を取るのが精一杯で疑問を持つ程度でしかなかった。しかし、それを繰り返しているうちに、教授の対応の違いの理由が自然と理解できるようになっていった。

内因性の病気や重度の患者の場合は、さらに興味深いことが学べた。それは患者を外来で治療するか、入院加療させた方がよいのかの判断基準である。患者を入院させた方がいいのか、家庭から通院させた方がいいのかは、治療上非常に難しい選択である。そのボーダーがどこにあるのか、教授の判断は常に的確だった。

もしベシュライバーを勤める期間が通常の三ヶ月だったら、ベシュライバーの仕事の大変さだけしか印象に残らなかったかもしれない。だが、一年半という長期間に渡りこの仕事を続けたおかげで、通常の医師が何年もかけて経験する臨床例を医局員時代に学ぶことができたと今は感謝している。

季節はずれにたった一人で医局に入ってきた私は、それまでアウトロー的な生活をしていたということもあり、医局の堅さになかなか馴染めないでいた。カルテはあまり書かない、外来ばかりを重視して入院患者をあまり診ない。病院外の人脈との交流も続けていたので生活が不規則になり、遅刻も少なくなかった。当然、先輩からするとかわいくない。多少の意地悪心も加わり、難しい症例の患者さんばかりを私のところへ回してくるようになった。

しかし、これも私にとって幸いだった。性格があまのじゃくな私は、難しい患者だと言われると、「これは面白い」と俄然やる気が出てくるのだ。皆が嫌がるような患者を懸命に診る。するとそれが面白いほど治っていったのである。先輩が「あの患者はどうした」と聞いてきた時には、「社会復帰しましたよ」というのが快感でもあった。

そんなことが何度か続くと、「お前はカルテは書かないし、勤務態度も悪いが、患者だけは治るな」と半分は嫌味の混じった、しかし実績を認める応対をしてくるようになっていった。

難しいと言われていた患者の治療に成功したことによって、私は自分が教授のもとで学んできたことの正しさを知るとともに、自信がついていった。「精神科医でやっていける」と心の底から思えるようになったのは、この頃からだった。

▼不眠不休の救命救急センター▲

無給医局員は、医局での二年間の研修期間が終わると、研修医として地方の病院に移りさらに臨床経験を積むのが一般的である。私にも地方病院派遣の打診があったが、どうしても都心に近い病院で医療を学びたいという気持ちが強かった。医局長に正直にそう申し出ると、「ひとつだけ方法がある。三ヶ月間、救命救急センターへ行くことだ。ただし、かなり辛い職場なので覚悟して行け」という答えが返ってきた。

私は新設されたばかりの救命救急センターへ行くことを即決した。そして救命救急センターの一期生研修医として入ることとなった。

救命救急センターの現場はまさに修羅場の連続だった。救急車のサイレンとともに突然、一刻の猶予もない状況の急患が運び込まれてくる。その中で研修医たちは挿管から蘇生させる技術まで、救急医療のすべてを学ばなければならない。寝る暇などほとんどない。救命救急センターにいた三ヶ月間の私の平均睡眠時間は、三時間程度だっただろう。しかし、医師も研修医も看護婦も全員一期生だったということもあり、現場はやる気と使命感に満ちていた。

厳しい勤務態勢を覚悟して救命救急センターに入った私は、異動とともに住まいを病院近くのマンションに移していた。通勤時間がかからない分、肉体的に楽になるだろうと考えてのことだったが、実はこれが失敗だった。家にいても病院に来る救急車のサイレンが聞こえてくると現場が気になり、落ち着いて眠ることができなくなるからだ。

救命救急センターでの研修期間中に、精神医療の必要性を再確認させられる出来事があった。芸大生の青年が飛び降り自殺を図り、両足骨折で運び込まれてきた時のことだ。幸い外傷自体は深刻な状態ではなく、身体の傷は時とともに順調に回復していった。しかし、自殺を図らなればならなかったほど、大きな心の傷に対するケアはまるで行われていなかった。私には、生きる気力を失ったままの彼の姿が気になって仕方がなかった。

勤務時間が終わった後、私は彼の病室を訪ね、なぜ自殺を図ったのか話を聞いた。詳しい内容は本人のプライバシーに関わることなので省くが、ベッドに仰向けに横たわり足を吊ったまま、彼は枕元に立っていた私にポツリポツリと心のうちを話し始めた。その日の対話は一時間半にも及んだ。私は自分が疲れていることも忘れて、立ったまま彼の話を聞き続けた。後から聞いた話だが、そんな私の姿を偶然見ていた同僚は「あいつは根っからの精神科医だな」と話していたという。

私と自殺未遂の青年との対話は、その後もハードな勤務態勢の合間を縫って続けられた。三ヶ月後、足の骨折が治り退院した彼は、その後もしばらく神経科の医局に戻っていた私のところに患者として通っていたが、やがて元気を取り戻し、社会復帰を果たした。

彼との出会いは、神経科の治療領域の広さに対する私の認識を変えた。いわゆる心の病に苦しむ人だけではなく、生死の境をさまよった患者にとって、意識が戻った後の治療には、身体のケア同様、精神のケアが重要だということを教えられたからである。

▼専門病院での武者修業▲

救命救急センターで三ヶ月間の研修期間を終えた私は、医局員として再び神経科の医局に戻った。研修医から医局員に昇格したといっても「無給」であることに変わりはない。そのため医局員になると、週に一度「研究日」という名目で与えられている一日から一日半の自由時間を利用したアルバイトが医局から紹介される。

アルバイトと言っても、実際は系列病院への派遣である。夕方の当直から入って、翌日一日働く、それを一ヶ月続けると三十万円前後のアルバイト料が入る。医局員は、博士論文を書き指定医の資格を得るまでの平均六、七年の歳月をこうした「アルバイト」収入を頼りに生活する。

逆に派遣先病院で週四日働き、週一回の研究日に医局で患者を診るということもある。その方が週一回のアルバイトより経済的には楽である。ただし、どこの病院へ派遣されるのかは、こちらの希望を検討したうえで医局長が調整する。私の場合、東京医科大の医局と派遣された病院での勤めを交互に繰り返しながら、学位論文を書き上げることとなった。

大学病院の医局は軽症の外来患者が中心であるのに対し、派遣先の病院は精神科・神経科の専門病院ということもあり、慢性化した患者や長期入院を続けている患者が多い。当時、大学病院では入院期間に制限が設けられていたということもあり、比較的急性期で変化の激しい患者は受け入れたが、慢性期に入り長期入院が必要と診断された患者の多くは系列の専門病院に任せることが多かった。

医局勤務と専門病院勤務ではそれぞれに学ぶべきことがある。私の場合、オールラウンドで対応できる精神科医を目指していたため、どちらかに偏ることは得策ではないと考えていた。そのため、さまざまな病院を実際に見てみたいという気持ちが強く、特徴ある病院への派遣を希望した。

最初に派遣された病院は、外来のほとんどない入院患者中心の病院だった。しかもそこは入院患者の半数がアルコール依存症、残りの半数は分裂病という特殊な病院だった。患者の七割は生活保護を必要とする底辺生活者で、山谷などの路上で倒れていたところを送られてきたというような生活力も身寄りもない人たちだった。そのため、病院内にはすさんだ空気が立ちこめていた。

設備もあまり整っておらず、一般的な価値観からいえば決して良い病院ではなかった。しかし、そのような環境だからこそ学べたことも多い。

赴任当初は、大学病院の医局で見てきた神経科との落差に戸惑うこともあった。体質的にアルコールを受け付けない私が、アルコール依存症の苦しみを理解し治すことができるのか。経済的に恵まれた生活を送ってきた自分に、社会の底辺で苦しむ彼らの苦悩を理解することができるのか。だが、精神治療に最も必要なものは患者の苦しみを分かち合おうとする気持ちなのだということを私はこの病院で学んだ。

ある患者のカウンセリングの時だった。私が彼らを治療することに対する戸惑いを見せると、その患者は次のように語った。

「先生。俺たちにだって夢はあるんだ。同じような生活をしている奴らに話なんか聞いて欲しくない。先生は俺たちと一緒に考えてくれているんだからそれでいいじゃないか。一緒に悩んでもらっているだけで俺たちは救われるんだ」

この言葉に私は、患者と医師が信頼関係を作り上げるうえで最も大切なことを学んだのである。

一般的に、アルコール依存症の患者が社会復帰できる確率は、わずか5％だと言われている。その完治が極めて難しいとされるアルコール依存症患者の治療にも、私はある程度の成果をあげることができた。

私が治療した数多くのアルコール依存症患者の中に、今も忘れられない患者がひとりいる。彼は自分も含め兄弟六人全員がアルコール依存症で、父親もアルコール依存症から肝硬変に至り亡くなったという最悪の家庭環境の中で、病気と闘っていた。彼は私を信頼し、何があっても二度とアルコールに手を出さないと約束し、社会復帰を果たした。

ところが、些細なことが原因で、アルコール依存症から抜け出せずにいた弟によって、刃物で刺し殺されてしまったのである。それでも彼は、死ぬまで私との約束を守り一滴の酒も飲まなかった。

アルコール依存症は、いわゆる精神病ではない。しかし、現状では精神医療の範疇に入れられている。彼らは、アルコールに依存しなければ耐えられない心の問題を抱えているからだ。

この病院に運び込まれてきた患者の多くは、放っておかれれば身体も心もアルコールに蝕まれ、誰に看取られることもなく路上で孤独な死を遂げたことだろう。お世辞にも良い病院だったとは言えないが、このような病院が多くの底辺生活者の命を助け、社会復帰の場になっていたことも確かな事実である。言葉は同じ精神医療施設でも、それぞれに役割や目的があるのだということを、ここでの勤務で私は痛感した。

▼専門病院に対する社会的偏見と戦う▲

次に赴任したのは、東海地方の小高い山の上に建つ専門病院だった。

初出勤の日、タクシーに乗り、私が運転手に病院名を告げると「えっ、あの病院に医師なんているのかい？」と、医師がいることが信じられないと言わんばかりの口調で聞き返された。「精神病院の患者だって風邪も引けば糖尿病や高血圧になることもあるのだから、医師は必要でしょう」と私が答えると、運転手は妙に納得していたが、精神医療施設に対する一般人の偏見を目の当たりにして、平静を装いながら内心かなりのショックを受けた。精神の病は治らない。どうせ治らない患者なのだから医師も必要ない。精神病院は巨大な座敷牢のようなものだと思われていたのかもしれない。

この病院の院長は大胆かつ非常に自由な発想の持ち主だった。院長は私が将来独立する意向を持っていると知ると、「お前に全部任せる。経営からすべて手伝え」と大胆なことを言いだした。予想だにしなかった院長の提案に、さすがの私も戸惑い、即答できなかった。しかし冷静になって考えると、こんなチャンスは二度とないだろうと思うようになり、結局、元銀行家の院長秘書と共に経営に携わることになった。

この病院に対する地域住民の偏見をなんとかして取り除きたいと思っていた私は、このチャンスに保健所や役所を回り、心の病についての基礎知識を地域に広める広報活動を行った。

同時に、入院している軽症患者の社会復帰活動にも力を入れた。患者の社会復帰は本人にとってプラスなうえ、彼らが立派に社会復帰できれば、特別な宣伝をする以上に偏見を取り除く効果があると考えたからだ。

私は思いつくままにさまざまな提案を打ち出したが、院長は懐の大きな人で「お前の考えでどんどん進めろ」と、前例のない提案もすべて快く認めてくれた。

そのひとつが、十年間も入院生活を続け、病院から一歩も出たことのない患者の社会復帰を促すために、町に出て買い物をしたりレストランで食事をするという治療プログラムだった。

それまでにも年に一度「食事会」という名目で患者たちは町での外食を経験していたが、その際の支払いはすべて職員が事前に行い、患者は与えられた食券を使うというものでしかなかった。

私の治療プログラムでは、商品やメニューの選択から支払いまで、すべてを患者本人が行う。つまり、一般の社会生活とまったく同じことを体験するのである。長い間入院生活を続けていた患者にとっては「商品を選んで買う」というごく当たり前の行為すら大変な刺激となる。このプログラムでは一度に四、五人ずつ引率して町へ行くのだが、最初のうちは一人が何か選ぶと、他の患者たちも同じものを同じように選ぶという状態だった。個性がまったく表れないのである。しかし、何度か治療プログラムを繰り返すうち、患者たちはそれぞれの「個」を取り戻していく。

治療プログラムに参加した患者の変化は、病院内の他の入院患者にも影響を与えた。「自分も町に行きたい」と、治療プログラムへの参加を申し出る患者が現れるなど、社会復帰に対する意欲が芽生えていったのである。

ボランティア活動を通して患者が地域社会に参加することも提案した。

病院の近くにはミカン畑を持つ山が数多く広がっていたのだが、なぜか畑には枯れたままの木が数多く放置されていた。「土地の名産品であるミカンの木をなぜ枯れたままにしておくのだろう」と不思議に思った私は、ミカン農家を訪ね理由を聞いた。

どこの農家も答えは同じだった。「できれば、枯れた木の手入れはしたい。放置しておくと、翌年のミカンの出来が悪くなるからな」つまり、本当は手入れをしたいのだが、人手が足りないため、したくてもできないでいるのだというのだ。

農家は人手を求めており、患者は無給でも社会活動の場を求めていた。両者の利害が一致し、ボランティアとして患者がミカン畑で働くこととなった。

私はこのチャンスをさらに生かそうと、地元の新聞に『精神障害者の人たちがミカンを摘んで、道行く人に配る』という企画を持ち込み、病院の良いイメージづくりをしようと提案した。

実際にはミカンを収穫するための技術を患者が修得しきれず、この企画は実現しなかったが、患者の能力を見極めながら社会参加させることの大切さを私はこの病院で学んだ。病院経営の実務に携わりながら、精神病院や心の病に対する偏見をなくすための試みは、その後、開業医の道を選んだ私にとって非常に大きな経験となった。

▼集中力の持続が求められる外来診察▲

最後に派遣された専門病院は、都心から電車で一時間ほどのベッドタウンに位置する外来患者中心の病院だった。そこは医療レベルも高く、大学病院と遜色のない設備と技術を備えていた。

私はここで百人以上の患者を担当することとなった。外来担当日には待合所に補助椅子が出され、九時から六時まで、休み時間もほとんど取れないような状態で診察を行った。それでもカウンセリングが長引き、病院の規定時間外まで診察が長引くことも珍しくなかった。

外来患者は入院患者と違い、診療時間に限りがある。限られた時間内で、患者の変化を読みとり、的確な処方をしなければならない。集中力を長時間にわたって持続させることが求められるハードな職場であったが、患者の反応がすぐに跳ね返ってくる分、やりがいもあった。

地方の病院では、「心の病は治らない」という偏見が根強く、治療がうまくいかなくても閉じこめておけばいいというあきらめのようなものが患者の家族から感じられる。そのため治療に関するクレームはほとんどない。しかし、この病院では治療が予定通り進まなければ、即座に「なぜ治らないんだ」とクレームが返ってくる。ここでは「心の病は治る」ことが前提とされていたのだ。

ここで外来中心の診療経験を二年間積んだことによって、私は自分の治療方針が確実に成果に結びつくという最終的な自信を培った。

▼開業秘話――理想のクリニックを夢見て▲

大学病院の医局に戻った私は、学位論文を書き上げ、教授の退官を機に医局を辞した。学位を修得すれば、助教授、教授というコースを望まない限り、大学病院に残る必然性は少ない。さまざまな病院で臨床を経験した結果、私は外来専門の個人病院として独立する道を選んだ。

神経科の医師として独立を望む場合、地方の専門病院の雇われ院長になる道を選ぶケースが多い。あるいは、公共の病院などでアルバイト的に勤めながら、患者との信頼関係を築いたのち、その近くで個人病院を開業するという方法が選択される。

本音を言えば、私は都心で外来専門の個人病院を開業することを望んでいた。しかし、自己資金もなく、固定患者もそれほど多くない当時の私にとってそれは夢でしかなかった。

神経科のクリニックを経営する場合、診療報酬をどのように設定するか、というのも大きな課題のひとつである。

外科の場合、クリニック設立時に莫大な自己資金の必要性はあるが、料金設定で悩むことはほとんどない。指を切った程度の軽い外傷なら、治療は消毒と傷口の保護で終わる。したがって治療時間も薬代もほとんどかからない。だが頭蓋骨を陥没骨折したような場合は、高度な医療技術を要する手術が施される。手術後の治療や投薬も長期に渡り、それだけ費用もかさむ。つまり、外科の治療費は患者の病状に合わせて大きく異なるが、請求明細は明朗であり患者にとってもその妥当性が把握しやすい。

しかし神経科の場合、どれほど重篤な患者であっても軽症の患者であっても、医療行為は「精神療法」ひとつしかなく、診療報酬を区別化することが難しい。そのため保険外診療を選択し、治療時間の長短によって値段差をつけるクリニックも少なくない。つまりカウンセリングの時間に対し、一時間当たりいくらという料金設定をするのである。保険外診療にしてしまえば、一度の診療で何万円という治療費を請求することが可能になるため、患者数が少なくても採算がとれる。

しかし、私が望んでいた開業のかたちは、あくまでも保険診療を行う外来専門医であった。保険診療ならば、治療費は保険外診療を行っている病院の十分の一以下で済む。私は、心の病に苦しむ人が気軽に来院できるクリニックにしたかったのである。

もちろん医師といえどもそれはひとつの生業である。生業である以上、自分が食べていくための採算を考えなければならない。保険診療をする場合、一日当たり何人の患者を診ることが必要なのか、計算してみると毎日最低でも三十名以上の患者を診なければ、食べていくことさえできない。それが現実だと知った時は開業を諦めることも考えた。

一日で三十人の患者を診るということは、患者一人当たりに許される診療時間が十分程度に限られるということである。本来なら一時間以上かかる患者を十分で帰さなければならない。そんな診療条件でしか開業できないのでは、精神科医として開業する意味がないからだ。私は独立する以上、自分で納得の行く診療条件を確保したかった。一時間の診療が必要な患者はきっちり一時間かけて診たかったのである。

自分の理想を曲げてまで開業を焦る意味はない。そこで私は、まず自分が理想とする病院の条件を明確にすることから始めた。場所は交通の便が良く、都心に近ければ近いほど良い。これまでの神経科が持つ薄暗いイメージを払拭するような明るく落ち着いた診療スペース。必要な診療時間を充分に確保するとともに、患者のプライバシーを尊重するための完全予約制度。そして、患者の経済的負担を最小限度に押さえる保険診療の採用。これら四つの項目をクリアすることが、私の理想とするクリニックの最低限の条件だった。

▼老人医療と精神医療の接点▲

理想とするクリニックを作るために、私はそれとは別に生活の基盤となるものを作ることを考えた。そして悩んだ末に、父が開業していた栃木で地の利を生かして老人保健施設を建てるというアイディアを思いついた。

介護保険が実施された今でこそ老人保健施設は各地に作られているが、私がこのアイディアを思いついた頃は、老人医療施設はまだ転換の過渡期にあった。

核家族化が進むにつれ、高齢者の介護はどこの家庭でも深刻な問題になりつつあった。当時の老人保健施設といえば、老人ホームか老人専門の病院の二つしかなく、最大の課題は、身体には何も異常が認められない**痴呆老人**に対する介護であった。老人性痴呆は、徘徊や被害妄想などの症状を伴うことが多く、家庭で介護するには家族の負担があまりにも大きすぎる。しかし、二十四時間体制での介護が要求される痴呆患者は、老人ホームでは受け入れの対象から外される。老人ホームに入居できるのは、ある程度健康状態がよく、なおかつ自立した生活が送れる老人に限られるからだ。そのため、当時は老人専門病院が痴呆老人の最終的な受け入れ先となっていた。

しかし、受け入れ先となった病院は、何も治療行為をしないままベッドに寝かせていたのでは、治療費の請求ができない。そこで、検査をしたり、ちょっとした風邪でも点滴を施行したりと、さまざまな方法で医療費を発生させることとなる。さらに徘徊する患者は、その予防と称してベッドに拘束されるため足腰が萎え、寝たきりの状態に陥るという悪循環が生まれていた。

老人病院が国に請求する医療費も年々かさんでいく。それが国庫の大きな負担となり、平成元年頃から痴呆を受けれることが可能な老人保健施設を建設しようという気運が高まっていった。老人ホームでは受け入れられないが、病院に入院するほどの身体的疾患を抱えていない老人たちを介護するための中間施設である。

私が老人保健施設を作ることを考えた理由のひとつに、それまでの経験から、老人性痴呆の多くが早期のうちに治療すれば改善するものであることを知っていたということがある。私なら、ただ介護とリハビリをするだけの施設ではなく、治療可能な痴呆患者の社会復帰を助けることができる。

運良く当時父が開業していた栃木県佐野市には、まだそうした施設が一件もなく、国の基準を満たす施設を作るためなら、融資を受けることができた。そこで私は、あくまでもリハビリと社会復帰を目指した老人保健施設の建設に着手した。さらに老人保健施設に隣接する形で「クワサキメンタルクリニック」を開院することで、入所者と外来の診療を同時に行える態勢を整えた。

老人保健施設は入所者数に応じて国から補助金が出る。そのため老人病院のように不必要な治療や投薬をする必要がない。さらに私の施設では、メンタルな治療が行えたこともあり入所者の社会復帰率が高く、地元の評判に繋がった。そうなると併設していた「クワサキメンタルクリニック」の方にも自然と外来患者が増え、よい方向に歯車が回っていったのである。

▼ど真ん中で勝負をかけた「原宿メンタルクリニック」▲

佐野市で生活の基盤を作り上げた私は、いよいよ夢のクリニックの設立に着手した。原宿にクリニックを開いた最大の理由は、最先端の情報が集まる場所だったからだ。精神科医にとって情報はまさに「命」といっても過言ではない。治療者の持つ情報量の多寡が、患者の悩みをどこまで深く理解できるかを左右するからである。

患者が治療者を信頼できなければ、神経科の治療は成功しない。そして、患者は治療者がどれだけ真剣に、そしてどれだけ深く自分の悩みを理解して治療にあたっているのかを敏感に感じ取る。患者にとって大切なのは、ただ話を聞いてもらうことではなく、治療者と一緒に悩みを考えていると、一人では思いつくことのできなかったよい考え、前向きな考えを持つことができると気づくことである。

治療者が患者の抱えるさまざまな悩みを短時間で理解するためには、治療者に膨大な量の情報がインプットされている必要がある。だからこそ、最先端の情報がより多く入って来る立地条件が大切だったのである。

原宿という場所を選んだもうひとつの理由は、どうせ都心で開業するなら、精神クリニックの一番多い地域のど真ん中で勝負してみたいという気持ちが強かったからである。

原宿メンタルクリニックは、建物こそ大きくはないが、私の理想をすべて妥協せずに盛り込んだクリニックである。特に診察室や待合室の明るく落ち着いた雰囲気作りには、私のこだわりが細部にまで反映されている。

場所柄、急患が飛び込みで入ることもあるが、基本的には完全予約制で患者ひとりひとりに充分な診療時間が確保されている。また、女性の患者が多いことにも配慮し、女医による診療を患者自身が選択することもできるようにした。

もちろん保険診療なので、患者の負担も最小限度で済む。初診の場合、三千円前後と考えてもらえばまず間違いはない。それも、診察をし、検査をし、処方した薬代まですべて含んだ金額である。

私が開業に際し外来専門病院にこだわった理由は、社会というものは絶対に病院の中に存在し得るものではないと痛感したからである。精神医療の最大の課題は、最短の治療期間で、患者が社会生活を営める状態に戻すことにある。そう考えた時、慢性患者の症状をコントロールすることを主目的とする入院医療に、私はあまり大きな意義を感じることができなかったのである。

外来は毎回が真剣勝負である。入院患者を診る時のような長期的な展望は許されない。外来患者というのは、来院したその日に少しでも楽になって帰ることを求めている。そうした患者の要求に応えることができなければ、彼らは二度とその病院を訪れない。治療者にとっては、一瞬たりとも気を抜くことが許されない厳しさはあるが、それだけに治療に対する反応も早く、やりがいのある職場だと言える。クリニックの立地が人口の密集する都心に近づけば近づくほど、多種多様な症例を扱うこととなる。この意味においても、原宿は私にとって理想的な開業場所だった。

私が都心での開業にこだわった理由がもうひとつある。

医局員時代、私は何度も都会的なクリニックでもっと臨床経験を積みたいと希望したが、当時、都心で開業している先輩は一人もなく、希望しても受け入れてくれるクリニックがなかったのである。私はそのことに常に不満を感じていた。特に地方の病院での勤務が長くなると、慢性の患者との接触がほとんどとなり、現代的な症例の臨床を学ぶ機会を渇望する気持ちがいっそう強まった。そうしたフラストレーションから「よし、将来自分が病院を持つ時には、都心にクリニックを構え、後輩の受け入れ先となろう」と心に決めていたのである。

▼ホームページ開設と無料メール診断▲

原宿にクリニックを開業するとほぼ同時に、私はインターネットにホームページを開設した。心の病に悩む人の「生の声」をもっと聞きたいと思ってのことだ。神経科に対する情報不足から、来院を戸惑っている潜在患者は思いのほか多く、私のホームページは、開設当初からかなりのアクセスを数えた。

ホームページにはクリニックの紹介とともに、無料でメール診断を受けられる項目が設けられている。その反響はかなりのもので、ちょっとした身の上相談のようなことから、かなり深刻と思える心の病まで、さまざまなメールが送られてくる。特に私が女性誌に原稿を掲載した後などは反響が大きく、すさまじい数のメールが送られてくる。

メール診断の場合、相手の情報がメールの短い文章に限られるため、回答にも限界がある。それでも治療の必要性の有無や、相手の心の状態を解説することはできる。送られてきたメールに関しては、一〇〇％返事を送っているので、中にはリピーターのように何かある度にメールを送ってくる人もいる。

このメール診断は完全なボランティアとして行っているが、私にとってまったくメリットがないというわけではない。今どんなことに悩んでいる人が多いのか、敷居が高いと言われる神経科に来る前に患者はどのようなものから情報を集めているのか、リアルタイムの膨大な情報がそこから読みとれるからである。

メールで来院治療を促した人がすべて来院するわけではないが、無料メール診断がきっかけで通院するようになった患者も決して少なくない。

メール診断を申し込む比率は、男性より女性の方が多いが、実際に外来に来る患者の割合に男女差はほとんど見られない。違いとしては、男性の場合、ギリギリのところまで我慢し、実際の社会生活に支障をきたすようになってから来院する場合が多いのに対し、女性は症状が軽いうちに「病気ではないか」と不安を抱いて外来に来る人が多い。

▼プロカメラマンになったきっかけ▲

佐野市の老人保健施設、クワサキメンタルクリニック、そして原宿メンタルクリニックの院長と一人で三つの医療施設を駆けめぐっている私だが、実はそのほかにも仕事を持っている。それは「プロカメラマン」である。

雑誌のインタビューなどで「なぜ医師がカメラマンになったのか？」という質問をよく受けるが、私の場合、別にプロカメラマンになろうと努力してなったわけではない。偶然が積み重なり、成り行きでカメラマンになった、というのが正直なところである。

話はとある場所で、友人を介して知り合ったプロダクションの社長に、「名刺を作ってあげるから、キャスティングを手伝ってもらえないか」と誘われたことに始まる。すでにクワサキメンタルクリニックを軌道に乗せていた私は、息抜き程度の気持ちで「キャスティング・プロデューサー」という肩書のついた名刺を持つこととなった。主な仕事の内容は広告の作成で、いろいろと変わった場所に出入りできるのが面白く、思いのほか長く手伝っているうちに、テレビタレントに関するプロダクション業務にまで携わるようになっていった。

ある時、依頼したカメラマンの撮影したタレントのプロフィール写真のできがあまりにも悪く、再撮しなければならなくなった。もともと写真が趣味だった私は、軽い気持ちで「俺が撮るから」と言ってしまったのである。

私の撮影した写真は社長のＯＫを受け、タレントの宣材（宣伝材料）写真として各方面に出回ることとなった。

そして、たまたまその写真を見た他のプロダクションの社長から、「この写真を撮ったカメラマンをうちでも使いたいから紹介してくれ」とオファーがきたのである。今さら「その写真はプロの撮った物ではない」と言えなくなった社長はそのオファーを受けてしまい、私は突如、プロカメラマンとして仕事をすることになったのである。

最初は緊張して現場に向かったが、結果は思いのほか好評で、そのうちに雑誌の仕事なども入ってくるいっぱしのカメラマンになってしまった。「どうせプロとして撮るならば中途半端ではいけない」と、今は自分のスタジオを持ち、良い仕事をするための最善の努力をしている。

私の撮る写真は、いわゆる芸術写真ではない。もともとタレントのプロフィール写真を撮る仕事から始まった私の専門は、人物写真。それもタレント、モデル、コンパニオンなどの宣材撮影を主としている。

タレント、モデルの場合は撮られ慣れているため、誰が撮ってもある程度は同じ表情をとらえることができる。ところがコンパニオンは素人のケースが多く、そのまま撮ったのではどうしても表情に堅さが現れてしまう。素人を撮る場合、被写体の緊張をどれだけ和ませることができるかが写真のできを決めると言っても過言ではない。人の心を和ませることは、精神科医である私にとっては専門分野である。軽く雑談を交わす中で、確実に緊張を解きほぐし表情が和んだところでシャッターを切る。私の撮った写真が、他のカメラマンのものと違うと言われるのはそのためかもしれない。

▼私がマスコミに出る理由▲

最近、マスコミなどで精神病患者の犯罪が大きく取り上げられたこともあり、巷で心の病を持った人を犯罪者予備軍のような目で見る傾向が強いが、これは認識不足から生まれた誤解である。実際には精神病患者の犯罪率は、一般人のそれよりもはるかに低い。こうしたことはほんの一例で、精神医療に関しては、他にも数多くの偏見や誤解が人々の意識に浸透してしまっている。

そうした偏見や誤解がはびこっている原因に、精神医療に関する情報量の絶対的な少なさがある。私が積極的にマスコミに出るのは、正しい情報を少しでも多く、しかも一般の人が理解しやすい形で提供するためである。

私はスケジュールの都合さえつけば、基本的にどんな媒体であっても出演や原稿の依頼を断らないことにしている。そんな私のことを、なかには節操のないマスコミ好きと見る同業者もいるが、私なりのポリシーに基づいてしていることである。

私がマスコミに出る姿勢として共感したのは、株式会社トキノの前社長、故・鈴木その子氏である。彼女はインパクトの強い白塗りの顔でさまざまなマスコミ媒体に登場することによって、自社の主力商品であるダイエットフードのターゲット層、若い女性の心をつかむことに成功した人である。

彼女がピエロを演じてまで自社製品を宣伝したのは、なにも商業的利益を上げることだけが目的ではなかった。トキノのダイエットフードは、日本の伝統食、いわゆるスローフードを基本とした「食べて痩せる」ことを目的としたものだが、彼女がそうしたものを開発したかげには、拒食症で息子を亡くすという悲しい出来事があった。彼女は、拒食症が原因で死ぬ若者を一人でも減らすために、自らピエロを演じたのである。

私がマスコミに多く露出するのも、その機会を利用し、精神医療に対する偏見や誤解を解き、神経科外来の敷居を少しでも下げることに貢献したいと思うからである。マスコミで学術的なことを語る医師は多いが、心の問題をかみ砕いてわかりやすい言葉で語る医師は少ない。心理学者が面白おかしく心の問題を語っていることはあるが、臨床家ではない彼らの話は、実際の症例に裏付けされたリアリティが欠け、一般論に陥りがちだ。残念ながら、それでは心の病に悩んでいる人たちの心を動かすことは難しい。

治療経験をベースとした正しい精神医療情報を、一般の人々にもわかりやすい言葉で伝えるのは現役の精神科医の役目だと思い、私は情報の提供に努めているだけである。

▼精神科医の喜び▲

精神科医としての私が最大の喜びを感じるのは、患者が誰にも知られることなく社会復帰を遂げた時だろう。

神経科の仕事というのは、車の修理工場のようなものだと私は考えている。ある時、非常に壊れやすい車が工場に持ち込まれる。修理工場は故障原因を探し出し、そこを直す。「すっかり調子がよくなった」と車のオーナーに喜ばれるが、車自体がもともと壊れやすい性質を持っているため、しばらくするとまた調子が悪くなる。オーナーは、あの工場はちょっと遠かったからと、今度は近くの別の工場にその車を修理に出すが、どうもうまく直らない。ディーラーに持って行っても、今ひとつ完璧な状態にならない。

そこでやはりあの工場でなければダメだと思い、車を以前の工場に持っていく。すると、完璧に調子がよくなる。不思議に思ったオーナーは、「なぜ自分の車は調子が悪くなるのか」と工場長に尋ねるだろう。そこで「あなたはこういう乗り方をしているから、ここところがいつも壊れやすいのです。壊れた時には持ってきてくれればすぐに修理します。でも、こういうところに気をつけた乗り方をすれば、もっと壊れにくくなります」という説明を受ける。こういうことがあれば、オーナーは次にその車が調子が悪くなった時には、必ずその工場に持っていくようになる。

神経科も同じことである。良い精神科医というのは、腕のいい工場長のようなものであると考えている。患者の精神状態に対するきちんとした説明。治療に際しての丁寧なインフォームド・コンセント。そして治療実績である。

私が目指す精神医療は、最小限度の投薬によって、肉体的にも精神的にも、そして経済的にも患者の負担を最小限度に抑えながら、最短期間で患者をもとの健全な社会生活に戻すことである。患者が誰にも知られることなく社会復帰を遂げた時に、私が大きな喜びを感じるのは、その目的が達成されたからなのだろう。

おわりに——人間には自分を幸せにする「義務」がある

人間は意外と小さな世界の中での問題に悩み苦しんでいる場合が多い。上司との人間関係に悩んでいるサラリーマンは多いが、極端なことを言えば、そんな悩みは会社を辞めてしまえばすぐにでも解決してしまうことである。しかし自分が所属している小さな社会しか知らなければ、その中での自分の存在価値がその人の価値の全てに感じられてしまう。その結果、些細なことで悩み苦しみ、ついには自殺をしてしまうケースにまで発展するのである。

しかし、他の世界へ目を向けることさえできれば、新しい道はいくらでも開ける。人間は、何度でも人生をやり直すことができるのである。

私の根本にはそうした考えがある。私がいくつもの仕事をかけ持ちしたり、多くの趣味をマニアックに追究しているのも、より多くの世界観を持つためである。私は「いくつも仕事を持って大変でしょう」とよく言われる。確かに肉体的には忙しく楽とは言えないが、そうすることによって精神のバランスはかえって良い状態に保つことができる。ひとつの仕事や世界に凝り固まってしまうと、人間の視野はどんどん狭くなっていく。私にとってはその方が怖いことなのである。

専門的になるのは良いことだが、何もひとつの世界に固執することはない。さまざまな分野で深い視野を育てることの方が望ましい。いろいろな世界を持つことは、人生の岐路にさしかかった時の選択肢の多さに繋がる。ひとつの世界しか持たない人間は、どうしても自分にはそれしかないと思いこみ執着してしまう傾向が強い。小さな世界に執着することは、視野を狭め心の病気に繋がる。

さらに、いろいろな世界を持つ場合でも広く浅くではなく、広くそして深い視野を持つことを私は目指している。広く浅くでは全てが中途半端になってしまい、何が自分の支柱となるものなのか判断を誤ることになりかねないからだ。

何かひとつ自分の柱となる専門世界を持ったうえで、さらにいろいろな世界の視野を深めていくことは、精神衛生上とてもプラスに働く。それぞれの世界で違った人間関係を持つことによって、さまざまな価値観を同時に持つことができ、バランスの取れた視野が養われ、ストレスが溜まりにくくなるからだ。

現在のようにストレスの多い社会では、帰れる場所、逃げ込める場所はたくさん持っていた方がよい。それは趣味であっても仕事であってもよい。

私の場合、プロカメラマンとして仕事をしている時は、自分が精神科医であるということは頭の中から完全に消えている。ただし仕事柄、無意識的に言葉を交わしながら被写体の心をリラックスさせるようなことはしているかもしれない。つまり、同じようなことをしていても、自分の立場が変わることによって、自分にとっては全然違う意味を持った行為になり、ストレスに繋がらないのである。

趣味でも仕事でもマニアックになればなるほど、精神的には楽になっていく。なぜなら、情報の真偽が見えてくるからである。その世界のことを深く知るだけの情報があれば、一般社会に氾濫している情報の中から、虚偽の情報を切り捨て必要なものだけを取り込むという「情報の取捨選択能力」が身についていく。

現代の情報には、情報発信者の思惑や作為が込められた「操作された情報」というものが数多く含まれている。氾濫する情報の中から本当に有用なものだけを選択し、作為的な情報に振り回されないようになるためにも、情報の取捨選択能力は、これからの時代さらに重要なものとなっていくだろう。

精神科医も普通の人間である。調子の良い時もあれば悪い時もある。自分の精神状態がよくない時に、患者の悩みを分かち合うことは楽な作業ではない。

悩み苦しんでいる人間には、他人の悩みを聞くだけの心のゆとりはなかなか持てないものである。精神科医は、他の医師以上に自分の精神状態を安定させておくことが要求される。そのためにも私は自分が常に幸せであるように努力している。自分が幸せでなれば他人の悩みを聞くことができないからだ。

私はさまざまな趣味に時間とお金を費やしているが、そこで感じる幸福感が本業をするうえでプラスに働いていることは間違いない。自分が常に幸せであることは、健全な精神を保つうえでとても大切なことである。

これは精神科医に限らず、一般の人にもいえることである。自分が幸せを感じている時には、多少のストレスなど簡単にねじ伏せることができる。日本人は長い間、自己犠牲の精神をひとつの美徳として定義してきたため、自分の幸せを追及することにあまり貪欲ではない。しかしこれからは、ストレスの多い社会を健全に生き抜くためにも、人間は自分を幸せにする義務があると考えた方が良いのではないだろうか。

著者プロフィール

桑崎 彰嗣（くわさき あきつぐ）

・東京原宿生まれ
・東京医科大学卒業
・医学博士
・現在、クワサキ・メンタルクリニック院長
　　　原宿メンタルクリニック院長
　　　医療法人桑崎会理事
・徹底した現場主義に立ち、「精神科医はリアルタイムの世相を肌で感じ取っていなければ、患者を治せない」と、自ら現代の情報氾濫社会を回避。社会が生み出す精神病理の構造を探り、ストレスに疲弊した人々の心を解きほぐしている。また、プロカメラマンとして第一線で活躍する一面も。

心の構造改革

2002年11月15日　初版第1刷発行

著　者　桑崎 彰嗣
発行者　瓜谷 綱延
発行所　株式会社 文芸社
　　　　〒160-0022　東京都新宿区新宿1-10-1
　　　　　　　　　　電話　03-5369-3060（編集）
　　　　　　　　　　　　　03-5369-2299（販売）
　　　　　　　　　　振替　00190-8-728265
印刷所　図書印刷株式会社

ISBN4-8355-2392-X C0095